Introduction to Neurology

© First edition, 2013 published by
SHINKOH IGAKU SHUPPAN CO., LTD., TOKYO.
Printed & bound in Japan

ファーストスタディノート
神経内科学

編集・阪神脳卒中研究会

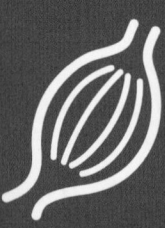

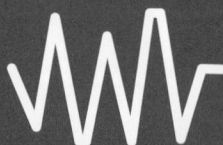
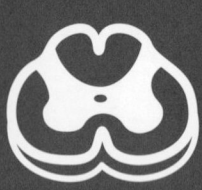
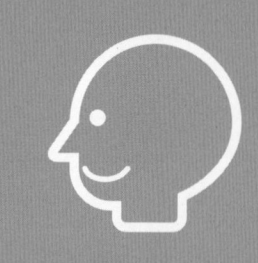
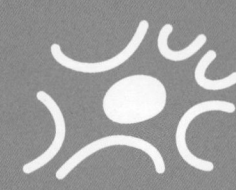
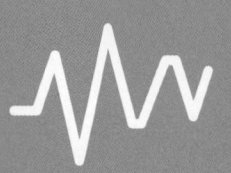

リハビリテーション分野,
必携!!

株式会社 新興医学出版社

序

　本書は神経学の入門書である．とはいえ初学者のみならず，すでに神経学を学んだ人たちにとっても要点の整理に役立つことを念頭に著したものである．

　神経学は複雑で，必要とする知識は膨大かつ網目のように入り組んでいる．そのためか既存の教科書や成書は概して大部である．これでは，負担が大きく読破できず挫折する読者も少なくないのではなかろうか．また神経学を俯瞰する上では必ずしも適切ではない．

　上記の背景や実際に講義を受け持った体験から，神経学のエッセンスを生かしつつ，既存の教科書に比べよりコンパクトで平易な core text の必要性を痛感してきた．このような思いを新興医学出版社社長の林峰子氏にお話ししたところ，幸いにも賛同をいただき，本書の出版への道が開けた次第である．

　さて，臨床で遭遇する症例の神経学的病像は多彩である．これら多様な臨床像を正確に把握するための最初の一歩は神経学の基礎を学ぶことにある．そのためには適切な解説書が不可欠だ．

　本書では余分な説明は思い切って削ぎ落し，神経学の本質を簡潔かつ分かりやすく記述することとした．これによって神経学の全体像の把握が容易になるであろう．また，補足的事項をメモとして適宜挿入し理解の助けとした．

　本書が神経学に関心を抱いている学生諸君や医師さらにはリハビリテーション関係の皆さんにとって身近な手引書となれば望外の幸せである．

　なお，出版にあたり先述の新興医学出版社社長の林峰子氏にはひとかたならぬご支援を頂いた．ここに深甚の謝意を表したい．

　　2013 年 6 月

編著者

目次

第1章　神経系の分類　　（楠　正仁）　1

1. 解剖学的分類 …………………… 1
   a. 中枢神経系 …………………… 1
   b. 末梢神経系 …………………… 1
2. 機能的分類 …………………… 1
   a. 中枢神経系 …………………… 1
   b. 末梢神経系 …………………… 2

第2章　神経症候　　（楠　正仁）　3

A　意識障害　　3

1. 概念 …………………… 3
2. 意識障害の評価法 …………………… 3
   a. Japan Coma Scale（JCS）…………………… 3
   b. Glasgow Coma Scale（GCS）…………………… 4
3. 特殊な意識障害 …………………… 5
   a. 失外套症候群 …………………… 5
● Memo 1　除脳硬直と除皮質硬直 …………………… 5
   b. 閉じ込め症候群（ロックイン症候群）…… 5

B　高次脳機能障害　　6

1. 概念 …………………… 6
2. 失語 …………………… 6
   a. 概念 …………………… 6
   b. 各種失語の特徴 …………………… 6
● Memo 2　錯語とジャーゴン …………………… 7
   c. 失語の分類 …………………… 7
3. 失読と失書 …………………… 7
4. 失認 …………………… 7
   a. 視覚失認 …………………… 7
   b. 相貌失認 …………………… 7
   c. 身体失認 …………………… 7
   d. 半側空間失認（半側空間無視）…………………… 8

● Memo 3　線分二等分課題 …………………… 8
   e. 病態失認 …………………… 8
5. 失行 …………………… 8
   a. 肢節運動失行 …………………… 8
   b. 観念運動失行 …………………… 8
   c. 観念失行 …………………… 8
   d. 構成失行 …………………… 8
● Memo 4　構成失行のテスト …………………… 8
   e. 着衣失行 …………………… 8
   f. 運動維持困難 …………………… 9

C　運動障害　　10

1. 運動麻痺 …………………… 10
   a. 概念 …………………… 10
   b. 上位運動ニューロン障害と下位運動ニューロン障害の鑑別 …………………… 10
   c. 連合反応と共同運動 …………………… 11
   d. 錐体路徴候と錐体外路徴候 …………………… 11
   e. 筋線維束性攣縮 …………………… 11
   f. 運動麻痺の種類 …………………… 11
   g. 病的反射 …………………… 11
2. 運動失調 …………………… 11
   a. 概念 …………………… 11
   b. 症候 …………………… 12

目次

- c. 分類 ································ 12
- ● Memo 5　ロンベルグ徴候（テスト） ····· 13
  - d. 運動失調の鑑別 ····················· 13
- ③ 錐体外路徴候 ··························· 13
  - a. 概念 ······························· 13
  - b. 解剖学的側面 ······················· 14
  - c. 症状からの分類 ····················· 14
- ● Memo 6　語句説明 ······················· 14
  - d. 不随意運動の種類 ··················· 14
- ④ 歩行障害 ······························· 15

D　感覚障害 ······················ 17

- ① 概念 ··································· 17
- ② 感覚の伝導路 ··························· 18
  - a. 脊髄視床路系 ······················· 18
  - b. 後索・内側毛帯系 ··················· 18
- ③ 脊髄・末梢神経障害 ····················· 18
- ④ 解離性感覚障害の例 ····················· 18
  - a. ワレンベルグ症候群（延髄外側症候群）·· 18
- ● Memo 7　デルマトーム ··················· 19

E　球麻痺 ······················ 20

- ① 概念 ··································· 20
- ② 仮性球麻痺 ····························· 20
- ③ 臨床症状 ······························· 20
  - a. 構音障害 ··························· 20
  - b. 嚥下障害 ··························· 20

F　主な脳神経障害 ············ 22

- ① 視神経（第Ⅱ脳神経） ··················· 22
  - a. 概念と走行 ························· 22
- ② 動眼（Ⅲ）・滑車（Ⅳ）・外転神経（Ⅵ）···· 23
- ③ 顔面神経（第Ⅶ脳神経） ················· 23
  - a. 概念 ······························· 23
  - b. 神経走行 ··························· 23
  - c. 中枢性麻痺と末梢性麻痺の鑑別 ······· 23
- ④ 内耳神経（第Ⅷ脳神経） ················· 23
  - a. 概念 ······························· 23
  - b. 解剖 ······························· 23
- ⑤ 舌下神経（第Ⅻ脳神経） ················· 24

G　頭痛などの疼痛 ············ 25

- ① 頭痛 ··································· 25
  - a. 分類 ······························· 25
  - b. 各種の頭痛の特徴 ··················· 25
- ② 神経痛 ································· 25
- ③ 肩手症候群 ····························· 25
- ● Memo 8　反射性交感神経性ジストロフィー ······· 26
- ④ カウザルギー（灼熱痛） ················· 26

H　めまいと平衡障害 ············ 27

- ① 概念 ··································· 27
- ② めまいの種類 ··························· 27
  - a. 末梢性めまい ······················· 27
  - b. 中枢性めまい ······················· 27
  - c. 失神 ······························· 27

I　自律神経症候 ··············· 28

- ① 概念 ··································· 28
- ② 自律神経系の特徴 ······················· 28
- ③ 交感神経系 ····························· 28
- ④ 副交感神経系 ··························· 29

第3章　臨床検査　31

A　画像検査 ········（楠　正仁）31

- ① 単純X線検査 ··························· 31
  - a. 頭蓋単純撮影 ······················· 31
  - b. 脊椎単純撮影 ······················· 31
- ② 造影検査 ······························· 31
  - a. 脳血管撮影 ························· 31
  - b. ミエログラフィー ··················· 32
- ③ computed tomography（CT） ············· 32
  - a. 単純CT ···························· 32
  - b. ヘリカルCT ························ 32
  - c. 三次元CT血管造影法 ················ 32

④ magnetic resonance imaging（MRI）········ 32
　a．MRI で描出される病変 ···················· 32
　b．造影 MRI ·· 32
　c．MR アンギオグラフィー（MRA）········ 32
　d．MRI の特殊な撮像法 ······················· 33
⑤ 頸動脈超音波検査 ································ 33
⑥ 心エコー ··· 33
⑦ 核医学検査 ·· 33
　a．single photon emission computed
　　 tomography（SPECT）···················· 33
　b．positron emission tomography（PET）··· 33

B 電気生理学的検査
··（西村　洋）34

① 脳波検査 ··· 34
　a．脳波の分類 ···································· 34
② 誘発電位 ··· 36
　a．体性感覚誘発電位 ·························· 36
　b．聴性誘発電位 ································ 36
　c．視覚誘発電位 ································ 36
③ 筋電図検査 ·· 37
　a．針筋電図 ······································· 37
　b．神経伝導速度 ································ 38

C 障害評価
···（小枝英輝）40

① 神経疾患の評価 ···································· 40
② 国際生活機能分類による評価 ················· 40
③ 動作からの評価 ···································· 40
④ 運動療法に対する評価 ·························· 42

第4章　神経疾患各論　45

A 脳血管障害 ···········（楠　正仁）45

① 分類 ·· 45
　a．脳梗塞 ··· 46
　b．脳出血 ··· 47
● Memo 1　脳動静脈奇形 ························· 48
　c．クモ膜下出血 ································ 48
　d．一過性脳虚血発作（TIA）················ 48
　e．慢性硬膜下血腫 ····························· 48
　f．もやもや病 ···································· 49
② 頭蓋内圧亢進症状 ································ 49
　a．大脳鎌ヘルニアおよび中心性ヘルニア ··· 49
　b．テント切痕ヘルニア ······················· 49
　c．小脳扁桃ヘルニア ·························· 49
③ 麻痺 ·· 50
④ リハビリテーション関係 ······················· 50
　a．脳血管障害急性期にとりやすい肢位 ··· 50
　b．良肢位保持（ポジショニング）·········· 50

B 脳腫瘍 ···············（山田正信）51

① 種類，分類 ·· 51
② 症状 ·· 51
③ 画像診断 ··· 51
④ 治療 ·· 52
● Memo 2　語句説明 ································ 52
● Memo 3　悪性度による治療方針の決定 ··· 52
⑤ 神経膠腫（グリオーマ）························ 52
● Memo 4　グリア細胞 ····························· 53
⑥ 髄膜腫 ·· 53
⑦ 聴神経鞘腫 ·· 53
● Memo 5　シュワン細胞 ························· 53
⑧ 下垂体腺腫 ·· 54
　a．下垂体腺腫の発育過程 ···················· 54
　b．症状 ·· 54
　c．治療 ·· 54
● Memo 6　ハーディの手術 ······················ 54
⑨ 転移性脳腫瘍 ······································· 54

C 頭部外傷　55

① 頭部外傷の現状 ···································· 55
② 頭部外傷時の一次性脳損傷と
　 二次性脳損傷 ······································· 55
③ 外傷性脳損傷の分類 ····························· 55
④ 頭部外傷の基本的な治療方針と予後 ········ 55

x 目次

5 頭蓋骨骨折と頭蓋内合併症 56
6 局所性脳損傷 56
● Memo 7　意識清明期 56
7 びまん性脳損傷 57
8 頭部外傷続発症 57

D　正常圧水頭症 58

1 水頭症とは 58
2 正常圧水頭症 58
3 正常圧水頭症の診断 58
4 正常圧水頭症の3徴候 58
● Memo 8　CSFタップテスト 59
5 水頭症の治療 59
6 症状別改善度（予後） 59

E　認知症 ....（和田裕子）60

1 認知症とは 60
2 「加齢による認知機能の低下」との違い ... 60
3 認知症をきたす疾患 60
4 認知症診療で用いる
　機能評価のための検査 61
　a. 質問式のスクリーニング検査 61
　b. その他の神経心理検査 61
5 認知症の症状 62
　a. 中核症状 62
● Memo 9　記憶の分類 62
　b. 周辺症状 63
6 疾患各論 63
　a. アルツハイマー病 63
　b. レビー小体型認知症 64
　c. 前頭側頭型認知症 65
　d. 血管性認知症 65
　e. コルサコフ症候群 65

F　てんかん 66

1 てんかんの運動症状 66
　a. 痙攣 66
　b. ミオクローヌス 66
2 てんかん発作各論 66
　a. 部分発作 66
　b. 全般発作 67

3 その他のてんかん症候群 67
　a. ウエスト症候群 67
　b. レノックス・ガストー症候群 67

G　中枢神経感染症
　　　　　　　　　　（柳原千枝）68

1 髄膜刺激症状 68
2 髄膜炎 68
　a. 細菌性髄膜炎 68
　b. 亜急性髄膜炎 68
　c. ウイルス性髄膜炎 69
3 急性脳炎 69
● Memo 10　PCR法 69
　a. 単純ヘルペス脳炎 69
　b. インフルエンザ脳症 69
　c. 日本脳炎 69
4 遅発性ウイルス感染症 69
　a. 亜急性硬化性全脳炎 70
　b. 進行性多巣性白質脳症 70
● Memo 11　語句説明 70
5 レトロウイルス感染症 70
　a. HTLV-1関連脊髄症（HAM） 70
● Memo 12　T細胞と細胞マーカー 71
　b. AIDS 71
6 その他のウイルス感染症 71
　a. 急性灰白脊髄炎（ポリオ） 71
7 プリオン病 71
● Memo 13　プリオン蛋白 71
　a. クロイツフェルト・ヤコブ病（CJD） ... 71
8 神経梅毒 71
● Memo 14　中枢神経系感染症と病原菌 ... 72

H　パーキンソン病 73

1 概念 73
2 原因 73
3 症候 73
　a. 運動症状 73
　b. 非運動症状 74
4 検査 74
5 予後 75
● Memo 15　治療に伴う運動合併症 75

I パーキンソン症候群 ……… 77

1. パーキンソン症状を呈する変性疾患 …… 77
   a. 多系統萎縮症 ……………………… 77
   b. 進行性核上性麻痺 ………………… 77
   c. 大脳皮質基底核変性症 …………… 78
   d. レビー小体型認知症 ……………… 78
   e. 家族性パーキンソン病 …………… 78
2. 症候性にパーキンソニズムをきたす疾患 … 78
   a. 脳血管障害性パーキンソニズム …… 78
   b. 薬剤性パーキンソニズム ………… 79
   c. 核黄疸 ……………………………… 79

6. 治療 ………………………………… 75
   a. 薬物治療 …………………………… 75
   b. 外科的治療 ………………………… 75
● Memo 16　パーキンソン病のリハビリテーション
   …………………………………………… 76

J 不随意運動を呈する疾患 …… 80

1. 振戦 …………………………………… 80
   a. 安静時振戦 ………………………… 80
   b. 動作時振戦 ………………………… 80
   c. 羽ばたき振戦 ……………………… 80
● Memo 17　振戦と疾患の分類 ………… 81
● Memo 18　大脳基底核の障害でみられる症状 … 81
2. ミオクローヌス ……………………… 81
   a. ランス・アダムス症候群 ………… 81
3. 舞踏運動 ……………………………… 81
   a. ハンチントン病 …………………… 81
● Memo 19　トリプレットリピート病 … 82
4. アテトーゼ …………………………… 82
   a. 脳性麻痺 …………………………… 82
   b. ウィルソン病 ……………………… 82
   c. レッシュ・ナイハン病 …………… 82
   d. 脳血管障害後遺症 ………………… 83
5. ジストニア …………………………… 83
   a. 捻転ジストニア …………………… 83
   b. 遺伝性進行性ジストニア（瀬川病）… 83
   c. 痙性斜頸 …………………………… 83
● Memo 20　ボツリヌス毒素 …………… 83

   d. 顔面ジストニア（メージュ症候群）… 83
6. バリスム ……………………………… 84
7. チック ………………………………… 84
   a. トゥレット症候群 ………………… 84

K 脊髄小脳変性症
（和田裕子）85

1. 非遺伝性 ……………………………… 85
   a. 多系統萎縮症 ……………………… 85
● Memo 21　小脳症状の特徴 …………… 85
   b. 皮質性小脳萎縮症 ………………… 85
2. 遺伝性 ………………………………… 85
   a. 常染色体劣性遺伝 ………………… 85
   b. 常染色体優性遺伝 ………………… 86

L 運動ニューロン疾患
（柳原千枝）87

1. 筋萎縮性側索硬化症 ………………… 87
   a. 概念 ………………………………… 87
   b. 症状 ………………………………… 87
● Memo 22　筋萎縮性側索硬化症の球麻痺に対する訓練 …………………………………… 88
2. 脊髄性進行性筋萎縮症 ……………… 88
3. 家族性筋萎縮性側索硬化症 ………… 88
4. 脊髄性筋萎縮症 ……………………… 88
5. 球脊髄性筋萎縮症 …………………… 89

M 脱髄性疾患 ……………………… 90

1. 多発性硬化症 ………………………… 90
   a. 概念 ………………………………… 90
   b. 症状 ………………………………… 90
   c. 障害部位と症状 …………………… 91
   d. 診断 ………………………………… 91
   e. 治療 ………………………………… 91
● Memo 23　ギラン・バレー症候群との違い … 92
2. 急性散在性脳脊髄炎 ………………… 92
3. 白質ジストロフィー ………………… 92

N 末梢神経障害 …………………… 93

1. 分類 …………………………………… 93
2. 症候 …………………………………… 93

xii 目次

3 主要疾患 93
 a. ギラン・バレー症候群 93
 b. フィッシャー症候群 94
 c. 慢性炎症性脱髄性多発ニューロパチー（CIDP）................................... 94
 d. シャルコー・マリー・トゥース病 ... 94
● Memo 24 鶏歩 95
 e. ビタミン B_1 欠乏症 95
 f. 特発性末梢性顔面神経麻痺 95
 g. 糖尿病性ニューロパチー 95
 h. 圧迫性（絞扼性）ニューロパチー ... 95

O ミオパチー ....（和田裕子）97

1 筋萎縮 97
● Memo 25 神経原性筋萎縮と筋原性筋萎縮の鑑別 97
 a. 神経原性筋萎縮 97
 b. 筋原性筋萎縮 97
● Memo 26 腱反射の低下 97
 c. その他の特徴的な筋萎縮 97
2 疾患各論 98
 a. 筋ジストロフィー 98
● Memo 27 X染色体劣性遺伝 98
● Memo 28 ふくらはぎの仮性肥大／動揺性歩行 99
 b. 筋強直症候群 99
 c. 多発性筋炎・皮膚筋炎 100
 d. 周期性四肢麻痺 100

P 神経筋接合部疾患 101

1 重症筋無力症 101
 a. 概念 101
 b. 疫学 101

 c. 分類 101
 d. 症状 101
● Memo 29 眼筋 101
 e. 検査 101
● Memo 30 テンシロンテスト 102
 f. 予後 102
2 イートン・ランバート症候群 102
 a. 概念・原因 102
 b. 症状 102
 c. 検査 102
 d. 予後 102
3 ボツリヌス中毒 102
 a. 概念・原因 102
 b. 症状 102

Q 脊髄疾患 ....（西村　洋）103

1 脊髄の感覚障害の分類 103
 a. 横断性障害型 103
 b. 前方障害型 103
 c. 後方障害型 103
 d. 半側障害型 103
 e. 中心部障害型 103
2 主な脊髄疾患 103
 a. 血管障害 103
 b. 外傷 104
 c. 脊椎，椎間板などによる圧迫病変 ... 104
 d. 腫瘍 104
 e. 感染症（炎症性）...................... 104
 f. 代謝性 105
 g. 変性疾患 105
 h. 脱髄性 105
 i. その他 105
3 脊髄空洞症例のMRI 106

参考図書 107

索引 109

 和文 109
 欧文 113

神経系の分類

神経系は，解剖学的および機能的に，中枢神経系と末梢神経系に大別される．

1 解剖学的分類 （表1-1）

a. 中枢神経系

中枢神経系は，発生学的には終脳，間脳，後脳，髄脳に分化する．終脳には大脳皮質と大脳基底核，間脳には視床と視床下部，後脳には橋と小脳，髄脳には延髄が含まれる．中脳，橋，延髄を狭義には脳幹という．視床，視床下部を脳幹に含めることもある．

b. 末梢神経系

末梢神経系は12脳神経と脊髄神経からなる．

1. 12脳神経

中脳・橋・延髄の神経核より派出する．

2. 脊髄神経

末梢神経のうち，脊髄から分かれて出るものを指す．脳神経は迷走神経を除いて頭頸部にしか分布しないので，四肢・体幹を支配する神経はほぼすべて脊髄神経である．脊髄神経は，脊椎の椎間孔ごとに一対ずつ出ている．頸椎の間から出るものを頸神経，胸椎の間から出るものを胸神経，腰椎の間から出るものを腰神経，仙骨の仙骨孔から出るものを仙骨神経，第1尾椎と第2尾椎の間から出るものを尾骨神経と呼ぶ．脊髄は L_1 椎体の高さで終わる．脊柱は脊髄よりはるかに長いため，椎体の番号と脊髄髄節の番号は，ずれる．たとえば C_7 椎体は脊髄髄節の T_1，T_{10} 椎体は脊髄髄節の T_{12}，L_1 椎体は脊髄髄節の S_1 に相当する．

2 機能的分類

神経の働き（機能）による分類を以下に示す．

a. 中枢神経系

大脳の外側面（図1-1a）では，中心溝が前頭葉と頭頂葉を分けている．その直前の中心前回（運動中枢）とすぐ後ろに中心後回（感覚中枢）が存在する．前頭葉後下部にはブローカ（Broca）領域（左下前頭回後部，弁蓋部，三角部）が，側

表1-1 中枢神経系の分類

脳	終脳	大脳半球（大脳皮質・髄質）
		大脳基底核
	間脳	視床
		視床下部
	中脳	中脳
	後脳	橋
		小脳
	髄脳	延髄
脊髄		脊髄

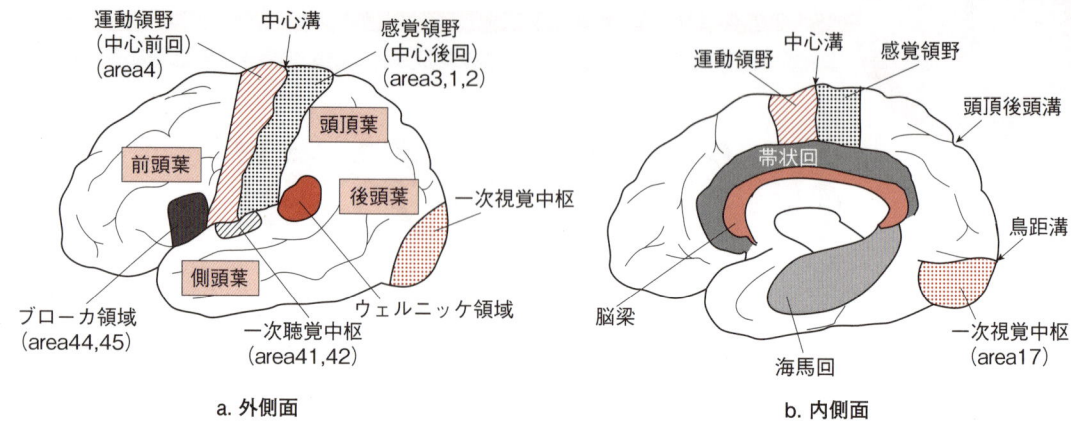

図 1-1 大脳皮質の主な機能領野

側頭葉にはウェルニッケ（Wernicke）領野（左半球上側頭回の後1/2）および聴覚中枢［側頭葉のヘシェル（Heschl）回，41，42野］が存在する．

内側面（図1-1b）では，脳梁の辺縁を前後に取り巻くように，帯状回がある．これは大脳辺縁系の各部位を結びつけ，感情の形成と処理，学習と記憶にかかわりを持つとされる．脳梁は左右半球の情報の交通路である．一方，側頭葉の内面には記憶中枢である海馬回（側頭葉内側下部）を認める．後頭葉の正中内側には視覚中枢（鳥距溝，17野）が存在する．

図1-2にみられるように，視床は第3脳室の壁面にあたる．中脳・橋に第Ⅲ，Ⅳ，Ⅵ脳神経核が存在し，眼球運動に関与する．下垂体からのホルモン分泌は，その上部にある視床下部によって制御されている．視床下部はまた自律神経中枢でもある．視床は感覚の上行路の中枢である．橋の背側が第4脳室で，その天井部分が小脳であり，協調運動・平衡調節に関与する．

b. 末梢神経系

末梢神経系は，運動・感覚を伝達する体性神経系と，各臓器の働きのバランスをとっている自律神経系に分けられる．

1. 体性神経系

知覚情報の伝達を担う求心性神経（感覚神経）

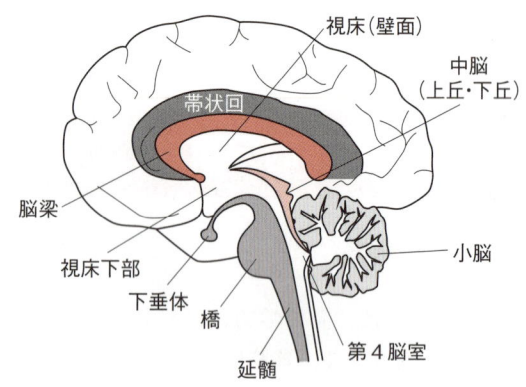

図 1-2 間脳，脳幹，小脳（矢状断，内側面）

と，運動情報の指令を行う遠心性神経（運動神経）に分けられる．

2. 自律神経系

自律神経系は，循環，呼吸，消化，体温調節，内分泌，代謝といった不随意な機能を制御している．交感神経と副交感神経の2つの神経系から構成され，双方がひとつの臓器を支配することも多く，両者は一般に相反的に働くことにより各臓器の恒常性を維持している．たとえば交感神経系は，血管を収縮させ，心拍数，血圧を上昇させるが，副交感神経系は逆に心拍数，血圧を低下させる．代謝系では，交感神経系は血糖値を上昇させ，副交感神経系は血糖値を低下させる．消化管の活動に対しては交感神経系は抑制的であり，副交感神経系は促進的に働いている．

第2章 神経症候

A 意識障害

1 概念

意識とは，外界からの知覚入力系（場合によっては心の内部の変化）に対して個体がそれを明瞭に認識し，反応できる状態を指す．意識障害とは上記のような外界に対する認識とそれに対する反応が障害された状態をいう．意識を保つ系では，延髄，橋被蓋，脳幹網様体，視床の役割が大きい．中脳から延髄の背側には，大小の境界不明瞭な特異な神経核が存在し，それを取り巻くように多数の神経線維がネットワークを形成しており，これを脳幹網様体と呼ぶ．Magoun,HW らは，この神経組織が意識賦活に主要な役割を果たしていることを提唱した．脊髄，小脳などから多くの求心性信号が脳幹網様体に入力し，ここから視床，大脳皮質に投射される（図2-1）．

2 意識障害の評価法

a. Japan Coma Scale（JCS）（表2-1）

わが国で開発された意識障害の分類法で，疾患や外傷の急性期における意識レベルの判断にわが国で汎用されている．意識レベルの良好な順にⅠ，Ⅱ，Ⅲ群（1，2，3桁）に分類し，その中をさらに3つに小分類したもので，3-3-9度方式とも呼ばれる．意識レベルが良好なものほど点数（スコア）が小さい．

図 2-1 脳幹網様体と意識賦活系
(Starzl, TE, Taylor, CW et al : J Neurophysiol 14 : 479-496, 1951 より引用)

表2-1　Japan Coma Scale (JCS)

Ⅲ　刺激しても覚醒しない状態（3桁の点数で表現）	
(deep coma, coma, semicoma)	
300．痛み刺激に全く反応しない	
200．痛み刺激で少し手足を動かしたり顔をしかめる	
100．痛み刺激に対し，払いのけるような動作をする	
Ⅱ　刺激すると覚醒する状態（2桁の点数で表現）	
(stupor, lethargy, hypersomnia, somnolence, drowsiness)	
30．痛み刺激を加えつつ呼びかけを繰り返すと辛うじて開眼する	
20．大きな声または体を揺さぶることにより開眼する	
10．普通の呼びかけで容易に開眼する	
Ⅰ　刺激しないでも覚醒している状態（1桁の点数で表現）	
(delirium, confusion, senselessness)	
3．自分の名前，生年月日が言えない	
2．見当識障害がある	
1．意識清明とは言えない	
注　R：Restlessness（不穏），I：Incontinence（失禁），A：Apallic state または Akinetic mutism	

たとえば30Rまたは30不穏とか，20Iまたは20失禁として表す．
［太田富雄，和賀志郎，半田 肇ほか：急性期意識障害の新しいgradingとその表現法（いわゆる3-3-9度方式）．第3回脳卒中の外科研究会講演集，pp.61-69，にゅーろん社，1975 より引用］

表2-2　Glasgow Coma Scale (GCS)

1. 開眼（eye opening, E）	E
自発的に開眼	4
呼びかけにより開眼	3
痛み刺激により開眼	2
なし	1
2. 最良言語反応（best verbal response, V）	**V**
見当識あり	5
混乱した会話	4
不適当な発語	3
理解不明の音声	2
なし	1
3. 最良運動反応（best verbal response, M）	**M**
命令に応じて可	6
疼痛部へ	5
逃避反応として	4
異常な屈曲運動	3
伸展反応（除脳姿勢）	2
なし	1

正常ではE，V，Mの合計が15点，深昏睡では3点となる．
(Teasdale G, Jennett B: Assessment of coma and impaired consciousness. A practical scale. Lancet 2:81-84, 1974 より引用)

b. Glasgow Coma Scale (GCS)
（表2-2）

英国のグラスゴー（Glasgow）大学で開発されたものである．JCSと比べてより分析的で国際的な分類として汎用されている．意識障害者に対して痛みや呼びかけなどの刺激を与え，開眼（E），発語（V），運動（M）の3項目についての反応をスコア化したものである．JCSと異なり，反応がよいものほど点数が高く，最高点数なら開眼4点，言語5点，運動6点の計15点（満点）となる．最低なら，1点，1点，1点の計3点である．

3 特殊な意識障害

a. 失外套症候群

失外套症候群は，両側大脳半球の広汎な病変によって生じる．外套とはマントのことで，大脳の表面を覆うもの，すなわち大脳皮質を指す．この障害では，眼球運動・咀嚼・嚥下などの脳幹機能は保たれているが，言語・視覚・痛覚などの刺激にはまったく反応しない．四肢には随意運動はまったくみられず，いわゆる除皮質硬直肢位を示す（☞ Memo 1）．一酸化炭素（CO）中毒のような広範囲の白質病変で生じることも多い．

b. 閉じ込め症候群（ロックイン症候群）

閉じ込め症候群の特徴は，一見，意識がないかのようにみえるが，意識は清明なことである．橋腹側の病巣により錐体路などの運動性遠心路に障害が生じ四肢麻痺，発語不能が起こる．意思伝達は開閉眼，垂直眼球運動，輻輳などの眼運動でのみ可能である．

Memo 1

除脳硬直と除皮質硬直

除脳硬直は，中脳ないし橋が部分的ではあるが両側性に障害され，それより上部の脳との連絡が断たれている状態である．上肢は伸展・内転・内旋，股関節は内転，膝は伸展，足は底屈する．時に後弓反張を示すこともある．

除皮質硬直は大脳半球の広汎な障害でみられる．上肢は屈曲，肩は内転，肘と手関節，手指は屈曲する．下肢は伸展・内転する．除脳硬直とは上肢の状態が異なる（図2-2）．

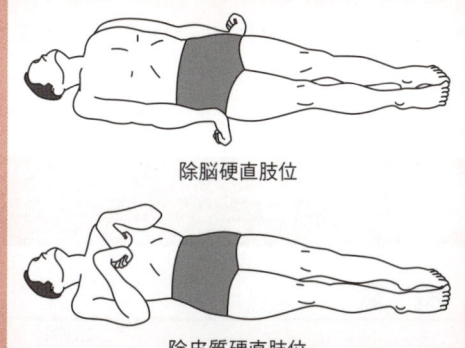

図 2-2　除皮質硬直と除脳硬直
(Brazis, PW, Masdeu, JC et al：Localization in Clinical Neurology, 5th ed, Lippincott Williams & Wilkins, 2007 より引用)

B 高次脳機能障害

1 概念

大脳皮質は運動や感覚の中枢であるとともに，認知・言語・思考・判断といった機能も司っている．これを高次脳機能といい，この機能のいずれかまたは複数が疾病等によって障害を受けることを高次脳機能障害という．

2 失語

a. 概念

失語とは，脳内での言語作成過程または理解の障害を指す．失語は歴史的に表音性言語を中心として発展した概念である．しかしその後，表意性言語，すなわち書字・読字という概念拡張があった．失語分類には種々の変遷がある．分類の理解には，ウェルニッケ・リヒトハイム（Wernicke-Lichtheim）の概念図が参考になる（図2-3）．

まず運動失語の理解には，図の左側をみる．何か伝えたい概念があっても（概念中枢B），それを言語化するブローカ（Broca）中枢（M）への伝達が遮断されれば，言語は成立しない．これが超皮質性運動失語（④）である．次に概念がブローカ中枢まで伝わっても，ブローカ中枢自体の言語化プロセスに障害があれば，やはり正確な言語はできず，たとえ発語しても非流暢となる．これがブローカ失語（①）である．次にブローカ中枢で首尾よく言語化が成立しても，それを意味ある音声にする手段を持たなければ，やはり正確な発語は不可能である．これが皮質下性運動失語（⑥）である．

一方，感覚失語については，図の右側を参照する．まず，聴覚を通じて音声が入力されるが，それを「言語」として認識するウェルニッケ（Wernicke）中枢に伝達されなければ，言語化の初期段階で障害が起こる．これが皮質下性感覚失語（⑦）である．次に，ウェルニッケ中枢（A）まで音声信号が伝わっても，ウェルニッケ中枢自体に問題があれば，音声信号を言語化できない．これがウェルニッケ失語（②）である．ところで，ウェルニッケ中枢における言語化が良好であれば，言語は正確ではあるが，その意味の解釈はまだなされていない．言語の意味が解釈されるには，その上位中枢である概念中枢（B）の働きが必要である．このような，言語から概念への伝達障害が超皮質性感覚失語（⑤）である．

b. 各種失語の特徴

1. 運動失語（表出性言語障害）

①ブローカ失語：自発言語，復唱などが障害される．

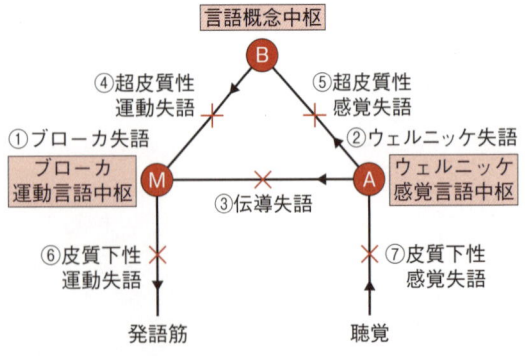

図2-3　ウェルニッケ・リヒトハイムの失語症概念図

②超皮質性運動失語：自発言語は減少するが，復唱は保たれる．

③皮質下性運動失語：純粋語唖ともいわれる．内言語の障害はないが，自発言語，復唱が障害される．

2．感覚失語（受容失語）

①ウェルニッケ失語：言語了解，復唱が障害される．よくしゃべるが何を言っているのかわかりにくい「ジャーゴン」や音節性錯語（音韻性錯語）がみられる（☞ Memo 2）．

②超皮質性感覚失語：言語了解はできないが，復唱は可能である．

③皮質下性感覚失語：純粋語聾ともいわれる．内言語は侵されないが，言語了解，復唱ができない．

3．伝導失語

復唱の障害が特徴である．

4．健忘失語

物品呼称・語想起の障害が特徴である．

5．全失語

ブローカ，ウェルニッケの両中枢が障害される．

c．失語の分類

比較的よく利用される「大橋の分類」を表 2-3 に示す．

表 2-3　失語症の分類

A.	第Ⅰ群
	1. Broca 失語
	2. Wernicke 失語
	3. 全失語
B.	第Ⅱ群
	1. 純粋運動失語（純粋語唖）
	2. 純粋感覚失語（純粋語聾）
	3. 伝導失語（中枢性失語）
	4. 健忘失語
C.	第Ⅲ群
	1.「超皮質性」運動失語
	2.「超皮質性」感覚失語
	3. 混合型および反響言語

（大橋博司：失語症，改訂第6版，p.16-49，中外医学社，1987 より引用）

3　失読と失書

優位半球の視覚野（後頭葉）から角回への入力に障害がある場合に失読をきたし，角回は保たれているがそこから感覚運動野への出力に障害がある場合に失書をきたす．

4　失認

感覚・意識などに障害を認めないにもかかわらず，感覚情報の統合による物体・身体・空間などの認知に障害が起こることを失認という．

a．視覚失認

視力は正常なのに，現在みているものが何であるのか認識できない状態を指す．優位半球後頭葉連合野の障害による．

b．相貌失認

人物の写真などをみせても，誰であるか同定できない状態を指す．劣位半球後頭葉の障害による．

c．身体失認

自己の身体各部の位置・名称がわからない状態

Memo 2

錯語とジャーゴン

誤った言葉または言い間違いを錯語と呼び，2種類ある．

①語性錯語（意味性錯語）：たとえば「ゴム」と言おうとして「紙」と言うなど，別の単語に置き換わることをいう．

②音韻性錯語（字性錯語）：「学校」と言おうとして「がったい」などと音節が置き換わる．

ジャーゴンは流暢だが意味をなさない言葉で，ウェルニッケ失語などによくみられる．

を指す．優位半球頭頂葉の障害で起こるゲルストマン（Gerstmann）症候群では，失書・失算・左右失認のほかに手指失認も含む4徴候を認める．一方，「半側身体失認」では，自己の左右いずれかの半身が存在しないかのように半側の上下肢などを使わない．劣位半球頭頂葉の障害による．

d．半側空間失認（半側空間無視）

左右いずれかに存在する物体をまるで存在しないかのように無視し，気づかない病態である．図形や時計の文字盤の模写にて，左右いずれか半分が欠落した絵を描く．劣位半球の側頭・頭頂葉後部の障害による．

（☞ Memo 3 参照）

e．病態失認

自分が病気であることや病気の部位を認識できない状態を指す．劣位半球頭頂葉の障害による．

5　失　行

麻痺や運動失調がないのに，指示された行為ができない状態をいう．

a．肢節運動失行

単純な動作，たとえば手指の屈伸，目を閉じる，口を開く，起立させるなどの指示を行い，できるかどうか観察することで判明する．左右いずれの半球における運動領域の障害でも起こる．

b．観念運動失行

別れの手振り，手招き，ジャンケンなど，物品を使用しない単純動作を，口頭命令や模倣ではできないが，自発運動としては保たれている場合をいう．優位半球の頭頂部の障害による．

c．観念失行

物品使用動作を組み合わせるとうまくできない状態をいう．タバコの火のつけ方，マッチの使い方などがわからない．優位半球頭頂葉の障害による．

d．構成失行

三角形や正方形，家の絵などを模写させたり，マッチ棒で構成させたりするとうまくできない状態をいう．左右いずれの半球障害においても起こる．頭頂葉から後頭葉にかけての障害とされる．

（☞ Memo 4 参照）

e．着衣失行

衣服の着脱を正しくできない状態をいう．劣位半球頭頂・後頭葉の障害による．

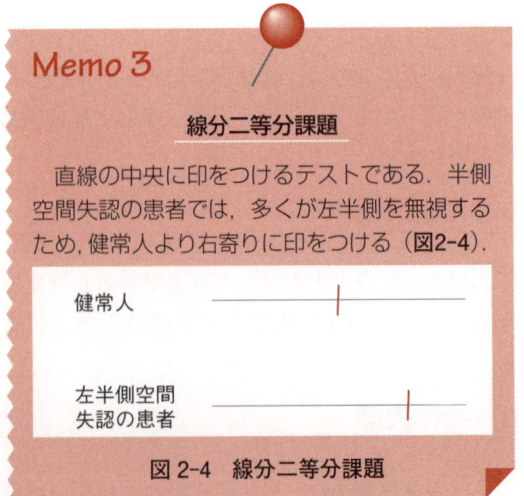

Memo 3　線分二等分課題

直線の中央に印をつけるテストである．半側空間失認の患者では，多くが左半側を無視するため，健常人より右寄りに印をつける（図2-4）．

図2-4　線分二等分課題

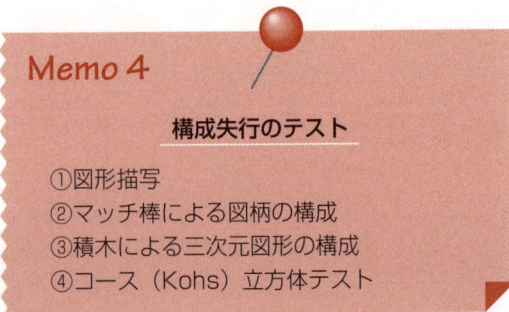

Memo 4　構成失行のテスト

①図形描写
②マッチ棒による図柄の構成
③積木による三次元図形の構成
④コース（Kohs）立方体テスト

f. 運動維持困難

目を閉じる，舌を出すなどの簡単な動作を維持するのが困難な状態をいう．劣位半球の前頭葉障害による．

なお，失認・失行の責任半球を**表 2-4** にまとめて示す．

表 2-4 失認・失行の責任半球

	優位半球障害	劣位半球障害	どちらの半球障害でも
失認	身体部位失認 手指失認 左右失認 など	半側空間失認 半側身体失認 病態失認	触覚性失認
失行	観念運動失行 観念失行	着衣失行 運動維持困難	肢節運動失行 構成失行

My Memo

C 運動障害

1 運動麻痺

a. 概念

随意運動を支配する神経下行路は大脳皮質の運動野に起始する．そして大脳基底核の間にある神経線維の密集部位である，内包と呼ばれる白質を経由して，延髄下部で対側（左右反対側）に交叉する．その後，対側の脊髄側索（錐体側索路）を下行し，脊髄前角細胞にいたる．これが錐体路（皮質脊髄路）である（図2-5）．この経路の障害で起きる神経症候を錐体路徴候と呼び，いわゆる中枢性運動麻痺をきたす．このように脊髄前角細胞より上位の病変に起因する運動麻痺を，上位運動ニューロン障害という．また，大脳皮質より脳幹の脳神経核に信号を送る経路を皮質延髄路といい，狭義の錐体路と区別することがある．

一方，脊髄前角細胞を含むそれより下位のニューロンの障害による運動麻痺を末梢性運動麻痺という．

b. 上位運動ニューロン障害と下位運動ニューロン障害の鑑別

上下位の運動ニューロン障害の主な鑑別点として，麻痺の種類が上位では痙性麻痺，下位では弛緩性麻痺であること，バビンスキー（Babinski）

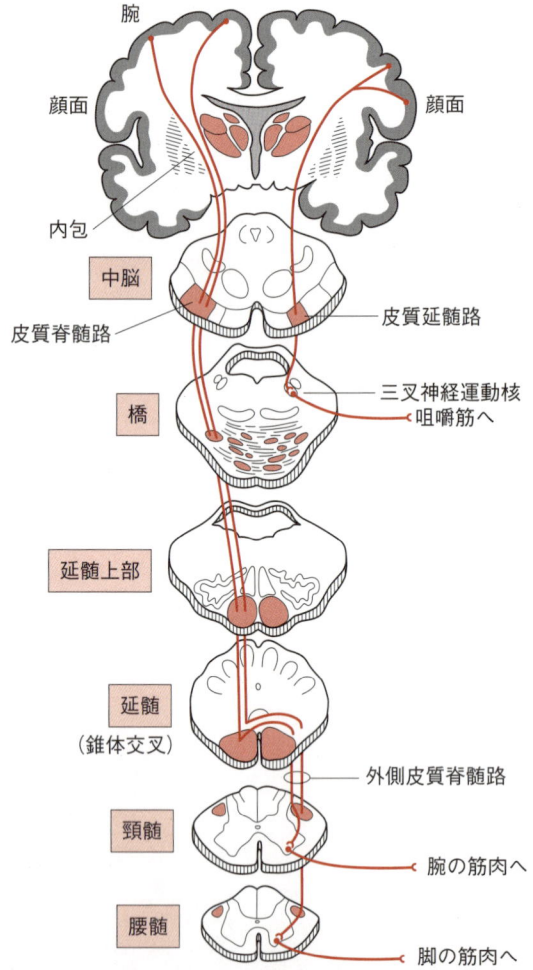

図2-5 運動神経路
錐体路：向かって左側，皮質延髄路：右側

表2-5 上位・下位運動ニューロン障害の鑑別

上位	下位
筋緊張は亢進　痙縮がある　腱反射は亢進	筋緊張は低下　弛緩性麻痺　腱反射は減弱ないし消失
筋萎縮はない	筋萎縮著明
バビンスキー反射（＋）	バビンスキー反射（－）
筋線維束性収縮（－）	筋線維束性収縮（＋）
侵される筋群はびまん性であり，孤立した筋のみが侵されることはない	孤立した筋のみが侵される
連合反応・共同運動がみられる	連合反応・共同運動はみられない

（田崎義昭，斎藤佳雄著，坂井文彦改訂：ベッドサイドの神経の診かた，改訂17版，p.159，南山堂，2010より改変）

反射で代表される錐体路徴候が上位では認められるが下位では認められないこと，筋線維束性攣縮は下位運動ニューロン障害でみられることなどが挙げられる（表2-5）．

c．連合反応と共同運動

連合反応とは，健肢の筋収縮を起こさせると対側の麻痺肢にも類似の筋収縮が起こる現象である．

共同運動とは，脳血管障害などの中枢性麻痺の回復過程における特異な現象のひとつである．粗大運動が可能になってきた時期に，上下肢全体の屈曲・伸展を行うことはできても，個々の関節を分離して運動することが困難な現象である．通常，このような時期を経て分離運動を含むより細かな運動機能の回復がみられる．

d．錐体路徴候と錐体外路徴候

錐体路以外の下行路のことを錐体外路という．協調運動などを通じて随意運動をより円滑に行うための働きをしている．被殻などの大脳基底核，中脳の黒質，赤核などの関与が示唆されている．

痙性を示す徴候として，折りたたみナイフ現象がある．これは，関節を他動的に伸展もしくは屈曲させようとすると，最初は抵抗が強いが，突然，抵抗が弱くなる現象である．この反応は，錐体外路徴候としての「筋固縮」と対比されることがある．固縮では他動運動中，終始一貫して抵抗を認め，鉛管様現象または歯車様現象と呼ばれる．

e．筋線維束性攣縮

筋腹に肉眼的にみられる筋の小さなふるえで，筋線維束の微細・不規則な攣縮である．ちなみに「線維性収縮」は肉眼では観察できない．筋線維束は，前角の1本の神経（下位ニューロン）が支配する筋線維の束である．したがって下位ニューロンの障害でみられるが，上位ニューロン障害では出現しない．

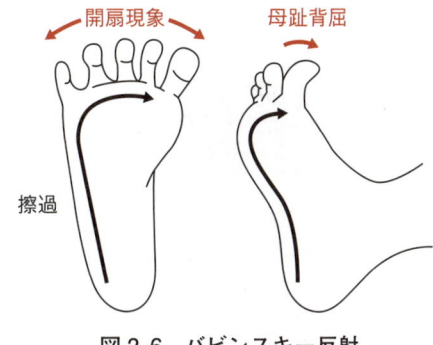

図2-6　バビンスキー反射

f．運動麻痺の種類

①単麻痺：単一の末梢神経・神経幹・神経叢の障害で起こる一肢のみの麻痺．
②片麻痺：片側上下肢の麻痺．
③対麻痺：両下肢の麻痺を指す．
④四肢麻痺：両側上下肢の麻痺．

g．病的反射

上位運動ニューロンの障害で現れる反射のことで，健常成人ではみられない．代表的な病的反射は，バビンスキー反射である．足底の外縁を下から足趾に向かって擦過すると，母趾が背屈し，他の4趾に開扇現象が起こるもので，錐体路症状のひとつとされている（図2-6）．同様の意義を持つ病的反射として，チャドック（Chaddock）反射，オッペンハイム（Oppenheim）反射などがある．

2　運動失調

a．概　念

運動が円滑に行われるためには多くの筋肉の協働，協調が必要だが，その協調を欠いた状態が失調と呼ばれる．個々の筋肉の力は正常であるが，そのタイミング，範囲，強度，速度などに変調をきたすため，運動は拙劣にしか行えなくなる．神

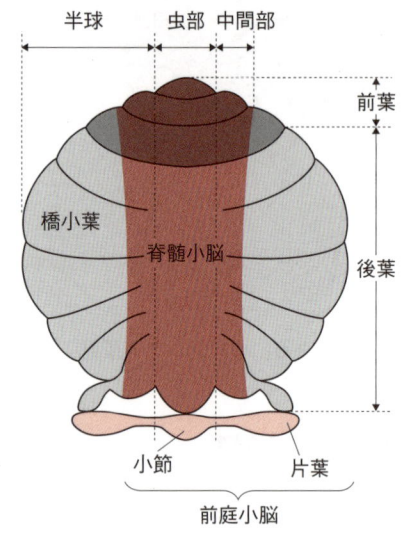

図 2-7 小脳の構造（背面図）

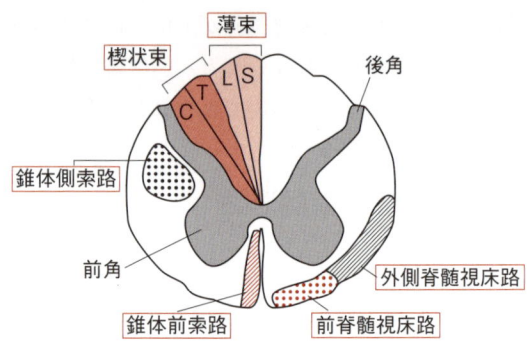

図 2-8 脊髄の感覚・運動路（模式図）
S：仙部，L：腰部，T：胸部，C：頸部

経学的には協調運動障害であり，原則として筋力低下は伴わない．

b. 症　候

「立てない」「歩けない」「まっすぐに歩こうとしても偏ってしまう」といった起立・歩行障害を主訴とすることが多い．

c. 分　類

失調は①小脳性，②脊髄（後索）性，③前庭性に分類される．

1．小脳性失調

図 2-7 のように小節と片葉からなる前庭小脳（古小脳）は，平衡機能や眼球運動に関与する．大部分が虫部からなる脊髄小脳（旧小脳）では，一部が前葉に相当し歩行機能に関与する．橋小脳（新小脳）は小脳半球の大部分を占め，橋からの入力を受け，巧緻運動や協調運動に関与する．

小脳性失調の症状を以下に示す．

①筋緊張（トーヌス）の低下

②ディスメトリア（測定異常）：指で鼻の先端に触れさせたり（指鼻試験），両側の示指どうしの先端を左右から合わせようとする（指指試験）と，目的の位置に指などを持っていけず，ズレが生じる．これをディスメトリアという．

③企図振戦：何らかの目的をもって，特定の位置に手指を持っていこうとすると，手指に振戦が出ることをいう．小脳疾患に特徴的である．

④アシナジー（協調運動障害）：複数の動作を組み合わせた運動ができない．

⑤アジアドコキナーゼ（変換運動障害）：上肢の回内・回外運動を交互に反復させると，きわめて拙劣・緩慢にしかできない状態．

⑥酩酊歩行（よろめき歩行）：歩行の際，足を左右に大きく開き，体幹が左右に揺れる．平衡がとれない．

⑦断綴性言語：とぎれとぎれの言葉．

2．脊髄（後索）性失調

深部感覚・触覚は後根より脊髄後索を上行する．図 2-8 のように後索内の内側を薄束［ゴル（Goll）束］，外側を楔状束［ブルダッハ（Burdach）束］という．前者は第 7 胸髄以下の線維が，後者は第 6 胸髄以上の線維が上行する．これらは延髄にて薄束核・楔状束核に達し，そこで交叉した後，対側の内側毛帯を経て視床の後外側腹側核（ventral posterolateral nucleus：VPL）に入る．その後，大脳皮質の感覚野に到達する．薄束の病変では下半身の，楔状束の病変では上肢の深部感覚の障害をきたし，感覚性運動失調を生じる．

（☞ Memo 5 参照）

> **Memo 5**
>
> **ロンベルグ徴候（テスト）**
>
> 患者を閉眼させて両足をそろえて立位を保持させる．この状態で身体が大きく揺れたり，倒れそうになれば陽性と判断する．脊髄性失調では後索障害によって深部知覚が障害されるため，ロンベルグ（Romberg）徴候が陽性となる．身体の位置や運動の状態の知覚入力不足が原因で，立位保持・歩行が困難となる．

3. 前庭性失調

前庭神経は第Ⅷ神経の一方の枝として内耳に分布し，平衡感覚に関与する．また，眼球運動に関与する脳神経とも関連している．さらに，前庭脊髄路を介して脊髄前角の運動ニューロンの調節を行う．前庭性失調では，直線上を歩行させると，一側に偏っていく歩行偏倚をきたす．また，外耳に温水または冷水を注入する温度検査で眼振が出現する．

d．運動失調の鑑別

運動失調は，末梢性，脊髄後索性，前庭性，小脳性に分類できる．まず深部感覚に異常があるか否かによって前二者と後二者に大別する．さらに前二者は温痛覚障害の有無によって末梢神経性か後索性かを判別する．

一方，深部知覚に異常がないということは脊髄後索および末梢神経に起因するものを除外できる．前庭性と小脳性の鑑別は運動失調が四肢のみか体幹に及ぶかによって判定するが，図 2-9 にも示すように，小脳性失調の場合には四肢のみでなく体幹にも運動失調がみられる点に注意が必要である．

3 錐体外路徴候

a．概念

錐体外路系には大脳基底核や中脳がある．症候学的には，筋緊張（トーヌス）の異常（亢進または減弱），運動量の異常（過剰または減少），不随意運動の 3 つが主要な徴候である．

これらの異常による，健常人ではみられない動作（たとえば体軸をねじるような動作，小股歩

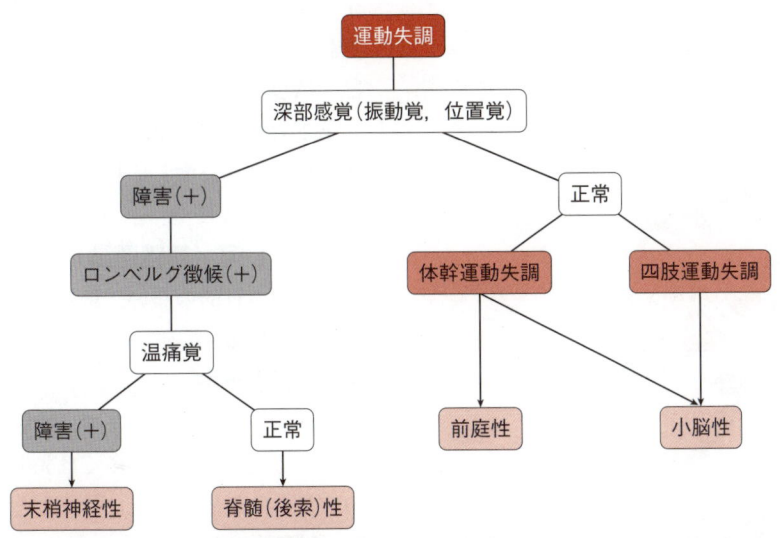

図 2-9 運動失調の鑑別
（田崎義昭，斎藤佳雄著，坂井文彦改訂：ベッドサイドの神経の診かた，改訂 17 版，p.157，南山堂，2010 より改変）

行，手のふるえなど）が特徴である．動作の「拙劣」が前景に出る「運動失調」と異なる点である．

b. 解剖学的側面

大脳基底核（被殻，尾状核，淡蒼球），視床，視床下核，中脳の黒質・赤核，時には小脳が錐体外路機能に関与するとされる．なお，被殻と淡蒼球をあわせてレンズ核，被殻と尾状核と淡蒼球をあわせて線条体と呼ぶ．これらを図2-10に示す．

c. 症状からの分類

不随意運動，筋緊張（トーヌス）の異常，運動量の異常，姿勢および姿勢反射の障害が主な症状である．下記のように2大別できる．

①運動減少症：無動，固縮を特徴とする．筋緊張が増加し，運動量が減少する．パーキンソン（Parkinson）病，ウィルソン（Wilson）病がこれに属する．

②運動過多症：筋緊張の低下と不随意運動が著明である．振戦，ヒョレア，アテトーゼ，バリスム，ジストニア，ミオクローヌスなどがある．

（☞ Memo 6 参照）

> **Memo 6**
>
> **語句説明**
>
> ①固縮（筋強剛）：筋緊張（トーヌス）が増強した状態．他動運動にて，運動の開始から最後まで終始一様な抵抗を示す場合を鉛管様現象といい，ギザギザとした抵抗を示す場合を歯車様現象という．
>
> ②無動・寡動：寡動では，動作の減少，速度の低下，切り替え困難，動作開始の遅れなどがみられる．動作開始が遅れることをすくみ現象といい，「すくみ足」が代表的で，最初の一歩が出にくい．この中で，まったく動けなくなった状態を無動という．
>
> ③姿勢反射障害：姿勢がくずれかけた時の立ち直り反応の障害．また，身体を前方に押されると前のめりになり，前方に突進するかのように止まらない現象もみられる（突進現象）．

d. 不随意運動の種類

1．振　戦

手指・頭部・体幹などにみられる不随意な「ふるえ」である．安静時振戦（パーキンソン病），企図振戦（小脳障害）などがある．律動性不随意運動の代表例である．

2．バリスム

上下肢を近位部から投げ出すような，あるいは振り出すような激しい反復性の持続の短い運動である．

3．ヒョレア（舞踏運動）

不規則で目的のない，踊るような奇妙な上下肢の運動である．

4．アテトーゼ

ヒョレアよりゆっくりで，持続的なくねるような不随意運動である．多くは先天的だが，出産時の核黄疸や新生児脳炎に伴うこともある．

5．ジストニア

ジストニアは異常姿勢であって，異常運動であるアテトーゼとは異なる．筋緊張（トーヌス）の

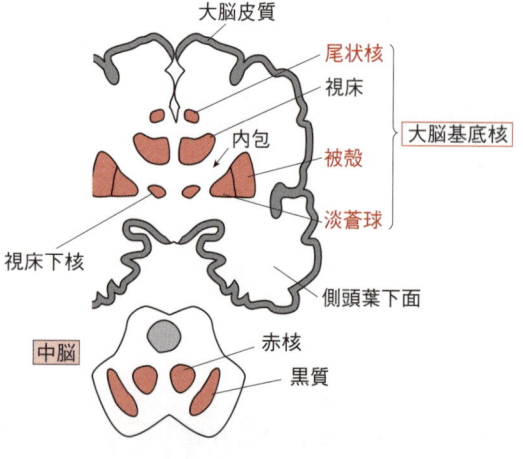

図 2-10　錐体外路系

異常亢進による．斜頸はそのひとつで，胸鎖乳突筋・後頸筋の収縮のため頸部が反復性に側方に傾く．

6. 眼瞼痙攣

眼瞼（眼輪筋）に不随意な筋収縮が起こり，開眼が難しい状態のことをいう．加えて口，下顎のジストニアを伴う場合をメージュ（Meige）症候群という．

7. チック

顔しかめ，まばたき，舌出し，首振り，うなり声など，突発する瞬間的な身振りや習癖のような運動のことをいう．

8. 口舌ジスキネジア

ジスキネジアとは異常運動を意味し，口舌ジスキネジアは口周囲の顔面筋，咀嚼筋，舌筋の速い不随意運動である．口をもぐもぐさせたり，舌を出し入れするような症状を呈する．

9. ミオクローヌス

持続性のきわめて短い不随意運動だが，協同筋，拮抗筋に同時に収縮が起こるため，不随意収縮が強いわりには関節運動としての大きな動きは生じない．

以上の不随意運動の詳細については後述の第4章J節を参照されたい．

錐体路障害と錐体外路障害の症候上の鑑別点を表2-6に示す．筋の痙縮と固縮，バビンスキー反射や不随意運動の有無が主な鑑別点である．

4 歩行障害

歩行障害は，錐体路障害だけでなく，運動失

表2-6 錐体路障害と錐体外路障害の鑑別

	錐体路障害	錐体外路障害
筋緊張（トーヌス）亢進	痙縮 折りたたみナイフ現象	固縮 鉛管様現象または歯車様現象
腱反射	亢進	正常または軽度亢進
バビンスキー反射	（＋）	（－）
運動麻痺	（＋）	（－）または軽度
不随意運動	（－）	（＋）

表2-7 歩行障害の症状

分回し歩行（痙性歩行）	足をいったん外側に振り出した後，正中位に戻す
はさみ足歩行	内股のように両下肢が交叉する
小刻み歩行（小歩症）	歩幅が小さい
すくみ足	最初の一歩が出ない
酩酊歩行（千鳥足）	酒酔い時のようにまっすぐに歩けない
失調歩行	深部感覚の鈍麻とこれによる運動失調
鶏歩（垂れ足）	下垂足のためつま先を引きずりながら歩く
踵打ち歩行	膝を高く挙げ，踵より着地．パタパタと歩く
動揺性歩行	体幹を左右に揺する

表2-8 歩行障害の分類と原因疾患

歩行障害の分類	障害部位・疾患
垂れ足歩行（鶏歩）	多発性ニューロパチー，腓骨神経麻痺，前脛骨筋障害
千鳥足歩行／酩酊歩行	小脳障害，前庭障害
踵打ち歩行	脊髄癆，フリードライヒ（Friedreich）失調症
小刻み歩行	仮性球麻痺，パーキンソン病，多発性ラクナ梗塞
動揺性歩行	各種筋ジストロフィー，多発性筋炎，ギラン・バレー（Guillain-Barré）症候群

調，錐体外路障害，感覚障害，筋疾患など多様な原因によって起こる運動障害である．歩行障害には種々のパターンがある．痙性が強い場合には分回し歩行やはさみ足歩行がみられる．脳血管障害などの錐体路障害に特徴的である．小刻み歩行やすくみ足はパーキンソン病などでよくみられる．酩酊歩行は小脳失調で，失調歩行は脊髄後索障害で観察される．垂れ足歩行は多発性ニューロパチーに伴う下垂足の際に認められる．踵打ち歩行は脊髄変性疾患に多くみられる．動揺性歩行を認めた場合には筋ジストロフィーなどの筋疾患を考慮する（**表2-7**，**表2-8**）．

なお，歩行障害の分類や定義は諸家によって異なる．

My Memo

D 感覚障害

1 概念

感覚の呼称・定義・分類・伝導路は，臨床的には以下のように分類することが多い．

① 体性感覚：皮膚・粘膜・深部組織からの感覚
② 特殊感覚：嗅覚，視覚，聴覚，味覚，平衡覚
③ 内臓感覚：臓器感覚，内臓痛

体性感覚はさらに以下のように分類される．

ⓐ 表在感覚：温度覚・痛覚・触覚
ⓑ 深部感覚：関節覚，位置覚，振動覚
ⓒ 複合感覚：二点識別覚，皮膚書字覚，立体認知

感覚障害とは，上記に分類したそれぞれの感覚受容の程度・内容に何らかの障害をきたすことである．障害を受けるのが体性感覚か特殊感覚か，表在感覚か深部感覚かといった解剖学的区別のほか，障害の程度・内容によっても分けられる．たとえば特定の感覚が完全に消失した場合を感覚脱失，低下する場合を感覚鈍麻という．また，感覚の内容が変化することを感覚変容といい，たとえば外的刺激がないのに内発的な感覚（ジンジン，ピリピリする感覚など）を生じる場合を異常感覚という．さらに，皮膚などを刺激した際に一般的に感じられる内容とは異なる感覚を自覚することを錯感覚という．

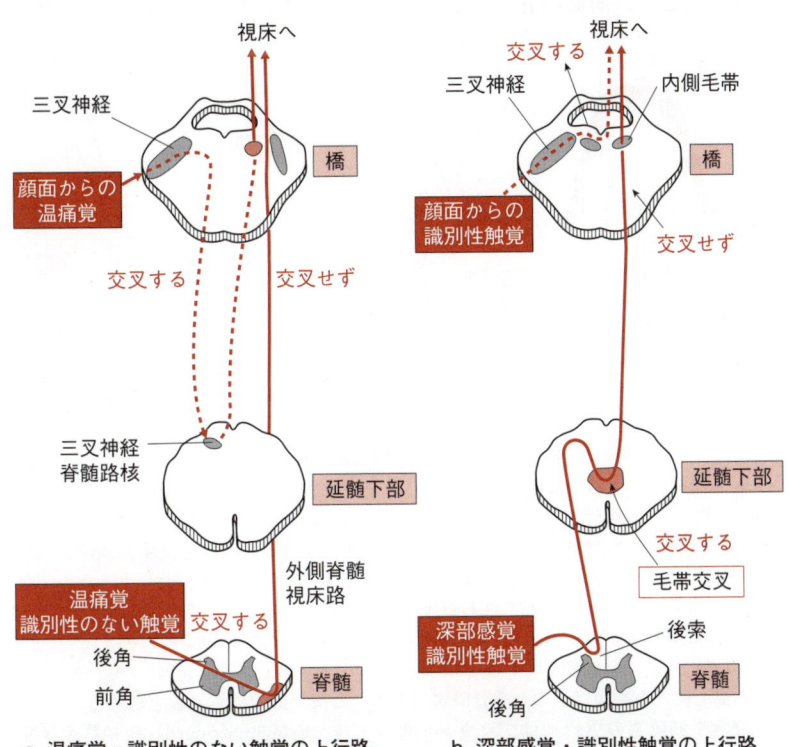

図 2-11　感覚の伝導路（上行路）

2 感覚の伝導路

脊髄視床路系と後索・内側毛帯系に2大別される．

a. 脊髄視床路系

温痛覚および識別性のない触覚を伝える．まず温痛覚は後角から入った信号（一次ニューロン）が，その脊髄レベルで対側（左右）に交叉し反対側の外側脊髄視床路を上行し，視床の後外側腹側核（ventral posterolateral nucleus：VPL）に達する．識別性のない触覚は前（腹側）脊髄視床路を上行し，視床でニューロンを変え，三次ニューロンは内包後脚を経て大脳皮質に投射する（図2-11a）．

b. 後索・内側毛帯系

深部感覚，圧覚，識別性触覚を伝える．
一次ニューロンは交叉せずに同側の脊髄後索を上行し，延髄の後索核（上肢からの線維は楔状束核，下肢からの線維は薄束核）に終わる．二次ニューロンは内側毛帯となり，左右交叉した後，視床の後外側腹側核（VPL）にいたる．三次ニューロンは大脳皮質に投射する（図2-11b）．

3 脊髄・末梢神経障害

主な感覚障害のパターンを図2-12に示す．
（☞ Memo 7 参照）

4 解離性感覚障害の例

a. ワレンベルグ症候群（延髄外側症候群）

ワレンベルグ（Wallenberg）症候群（延髄外側症候群）では，延髄外側の障害により，下行性

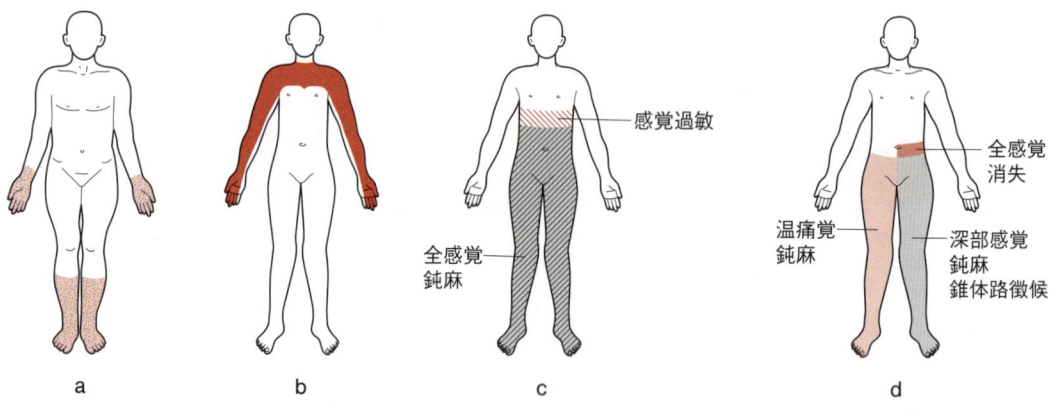

図2-12 主な感覚障害のパターン
a：多発性神経炎などの末梢性ニューロパチーでみられる感覚障害である．両上下肢の遠位部に左右対称性に全感覚の鈍麻ないし消失を認める．
b：脊髄空洞症などの脊髄灰白質の障害では，感覚経路が温痛覚では障害髄節レベルで左右交叉するのに対して深部感覚の伝達線維はすぐには交叉せず上行するため，当該髄節において温痛覚は障害されるが深部感覚は保たれる．これを解離性感覚障害という．温痛覚障害が両上肢と肩の部分に生じ，宙づりをしているようにみえるのは，この障害が頸髄に起こりやすいことによる．
c：損傷を受けた髄節以下の全感覚障害（脱失）と直上部の感覚過敏を認める．
d：脊髄半側障害の場合にはブラウン・セカール（Brown-Séquard）症候群を呈する．すなわち，障害側の深部感覚鈍麻と対側の温痛覚鈍麻をきたす．これも障害側と対側間での解離性感覚障害である．

Memo 7

デルマトーム

脊髄からは各髄節ごとに神経根が出ており，皮膚の表在感覚を分節性に（シマウマの縞のように）支配している．これをデルマトームといい，感覚障害の高位診断に重要である．一方，神経根は複数集まって神経叢を形成している．たとえば上肢では C_4～T_1 から出る神経根はいったん集合して腕神経叢となり，その後，遠位部である上肢の正中神経，橈骨神経，尺骨神経などの皮神経に分かれる．逆にこれら皮神経は複数の髄節由来の神経が混在していることになる．このように皮膚の感覚はデルマトームと皮神経分布によって支配部位が決められている．

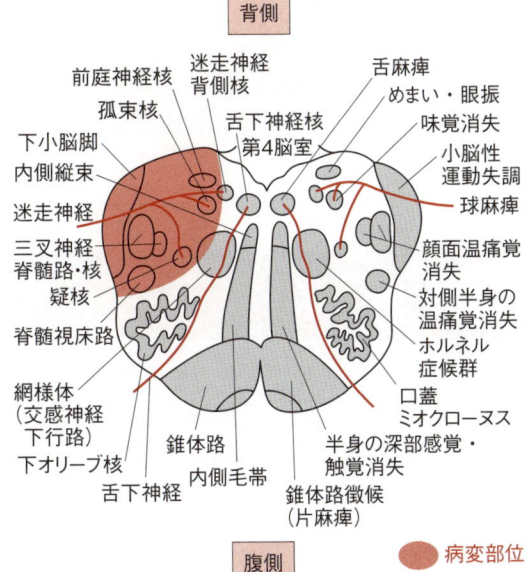

図2-13 ワレンベルグ症候群（延髄外側症候群）
(安藤一也，杉村公也：リハビリテーションのための神経内科学，第2版，p.50，医歯薬出版，2003)

の三叉神経脊髄路（顔面知覚）と上行性の外側脊髄視床路が侵されるため，同側の顔面および反対側の頸部以下の温痛覚障害が起こる（解離性感覚障害）．その他，同側の小脳失調（前庭神経核），同側のホルネル（Horner）症候群（交感神経下行路），構音障害（舌咽神経），嚥下障害（迷走神経の疑核）を呈する（図2-13）．温痛覚障害だけが反対側なのは，温痛覚を伝達する外側脊髄視床路では後根より入った知覚信号がすぐにその脊髄レベルで対側に交叉するためである．そのほかは，すべて神経核を含むいわゆる核下性障害なので，病巣と同側に障害がみられる．

E 球麻痺

1 概念

球とは延髄のことであり，その損傷で舌咽（Ⅸ）・迷走（Ⅹ）・舌下（Ⅻ）神経が核下性に障害され，構音・嚥下・咀嚼機能に障害をきたす．これを球麻痺という．次項の仮性球麻痺に対して真性球麻痺と呼ぶこともある．

2 仮性球麻痺

脳神経核は原則的に大脳からの両側支配を受けているので，一側の上位ニューロンの障害では起こりにくい．しかし，両側性の核上性障害では，末梢性障害による球麻痺類似の症状，すなわち構音・嚥下の障害を呈する．これを仮性（偽）球麻痺という．多発性（両側性）脳梗塞などでみられる．

3 臨床症状

表 2-9 に球麻痺と仮性球麻痺の鑑別，表 2-10 に原因疾患を示す．

a. 構音障害

構音とは，発語器官である舌，下顎，口唇，口蓋帆などを動かすことによって咽喉頭で発生した声に，語音としての特性を与える過程である．Ⅶ，Ⅸ，Ⅹ，Ⅻ の各脳神経が構音にかかわる．構音障害では言語の脳内での作成・理解には問題はなく，発語筋の障害だけである点で失語と異なる．

b. 嚥下障害

嚥下は舌，口蓋，咽頭の最も重要な機能である．脳神経では，舌咽・迷走・舌下神経が関与する．

嚥下は次の3過程からなる．

1. 第1期（口腔期）

舌の働きによって食物塊が口腔から咽頭へ運ばれる過程である．

2. 第2期（咽頭期）

食物塊が咽頭から食道に送り込まれる過程である．この過程は延髄の嚥下中枢に求心性情報が送られることにより反射的に起きる．

表 2-9 球麻痺と仮性球麻痺の鑑別

	球麻痺	仮性球麻痺
嚥下障害	(＋)	(＋)
構音障害	(＋)	(＋)
舌萎縮	(＋)	(－)
舌線維束性攣縮	(＋)	(－)
下顎反射低下	(＋)	(－)

表 2-10 球麻痺・仮性球麻痺を起こす疾患

球麻痺	仮性球麻痺
筋疾患 　筋ジストロフィー（各種） 下位運動ニューロン疾患 　筋萎縮性側索硬化症 　ギラン・バレー（Guillain-Barré）症候群 　ウェルドニッヒ・ホフマン（Werdnig-Hoffmann）病 延髄病変 　ワレンベルグ（Wallenberg）症候群 　脳幹脳炎	脳血管障害 　両側性脳出血・梗塞 　多発性脳梗塞 変性疾患 　進行性核上性麻痺 　多系統萎縮症 　筋萎縮性側索硬化症 脱髄性疾患 　多発性硬化症

3. 第3期（食道期）

　食道の蠕動運動により食物塊が不随意に胃まで送り込まれる過程である．

　この嚥下すなわち水や食物などを飲み込む行為が障害されることが嚥下障害である．

My Memo

F 主な脳神経障害

脳神経という用語が「脳の神経，あるいは脳組織そのもの」と誤解されていることがある．神経学において「脳神経」とは「12脳神経」（**表2-11**）を指し，これは末梢神経に分類される．12脳神経は嗅神経と視神経以外は，脳幹（中脳，橋，延髄）の左右一対の神経核から派出している．顔面神経（Ⅶ）および舌下神経（Ⅻ）以外は大脳から両側支配を受けているため，一側だけの病巣（脳幹の神経核より上の病変すなわち核上性障害）では，脳神経障害の症状は現れない．

1 視神経（第Ⅱ脳神経）

a．概念と走行

視野は網膜の正中で鼻側と耳側の1/2ずつに分かれ，それぞれの視野は視神経の半分ずつによって役割分担される．左右両側の視神経は半交叉して視交叉を作る．半交叉とは，鼻側網膜からの軸索は交叉し，耳側網膜からの軸索は交叉しないことを意味する．その後，両者は合流し視索を形成する．視索は視床の外側膝状体に接続するものと，それ以外に分かれる．前者は画像認識に関与し，後者は対光反射などに関与する．外側膝状体は視床の神経核のひとつで，視神経線維はその後，視放線として後頭葉へと向かい，鳥距溝領域（一次視覚野，17野）に終わる（**図2-14**）．

1．視野障害

視神経線維が鼻側・耳側の両側とも遮断されると，視野全体の障害をきたす．視交叉のうち，鼻側線維が遮断されると両耳側半盲をきたす．視索以降なら同名半盲となり，両眼で同側の視野が障害される．ただし，それ以降の視放線は頭頂・側頭に広く展開するため完全な半盲にならず，1/4盲など不完全な同名性視野障害をきたす（**図2-14**）．

表2-11 12脳神経と主な機能

Ⅰ	嗅神経	嗅覚
Ⅱ	視神経	視覚
Ⅲ	動眼神経	眼球運動，内眼筋（瞳孔）
Ⅳ	滑車神経	眼球運動
Ⅴ	三叉神経	顔面の知覚
Ⅵ	外転神経	眼球運動
Ⅶ	顔面神経	顔面筋の運動，味覚（舌前半）
Ⅷ	内耳神経	蝸牛神経（聴覚），前庭神経（平衡感覚）
Ⅸ	舌咽神経	咽頭筋の運動，味覚（舌後半）
Ⅹ	迷走神経	咽頭・喉頭筋の運動
Ⅺ	副神経	僧帽筋，胸鎖乳突筋の運動
Ⅻ	舌下神経	舌の運動

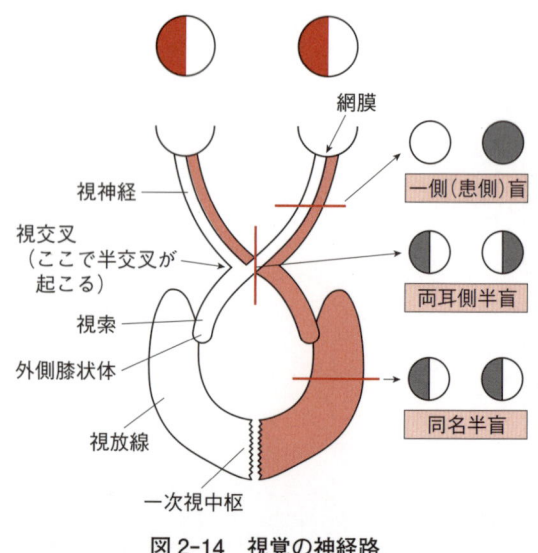

図2-14 視覚の神経路

2 動眼（Ⅲ）・滑車（Ⅳ）・外転神経（Ⅵ）

　動眼（Ⅲ）・滑車（Ⅳ）・外転神経（Ⅵ）の3つの脳神経が外眼筋に分布し，眼球運動を支配している．注視機能はそれより上位によって制御される．注視とは自分の意思で両眼球を側方または上下に動かすことをいう．大脳皮質における注視中枢は，前頭前野および補足前野とされる．前者は前頭葉外側面の中心前回に，後者は前頭葉内側面の固有補足運動野の前部に存在する．動眼，滑車，外転の各神経核は一側半球に偏在するわけでなく，両側に存在する．これらからの信号は脳幹に下行して交叉し，橋被蓋にある傍正中橋網様体（paramedian pontine reticular formation：PPRF）という側方注視中枢にいたる．一方，垂直注視中枢は中脳の内側縦束（medial longitudinal fasciculus：MLF）内の核にあるとされる．中脳の障害により垂直注視麻痺（とくに上方共同視障害）と輻輳麻痺をきたす状態をパリノー（Parinaud）症候群という．

3 顔面神経（第Ⅶ脳神経）

a. 概　念

　橋と延髄にある3つの神経核，すなわち顔面神経核，孤束核，疑核から起こる．大部分は顔面神経核から派出し，顔の表情などに関与する運動枝である．疑核は嚥下などの咽喉頭の運動に関与し，孤束核は舌の前2/3の味覚に関与する．

b. 神経走行

　橋から出た神経は内耳神経とともに内耳孔に入る．その後，顔面神経管に入った後，運動線維は顔面に出る．副交感線維は，涙腺にいく枝と顎下腺，舌下腺にいく枝に分かれる．

c. 中枢性麻痺と末梢性麻痺の鑑別

　顔面の眉より上部前額部は両側大脳半球からの支配を受けるため，片側の中枢性顔面神経麻痺では顔の下半分のみの麻痺だけで，前額部には麻痺はみられない．

　これに対し，末梢性顔面神経麻痺では，前額部も麻痺し，このことが中枢性麻痺と末梢性麻痺の鑑別に役立つ（図2-15）．

4 内耳神経（第Ⅷ脳神経）

a. 概　念

　内耳神経は，前庭から起こる前庭神経と，蝸牛から起こる蝸牛神経が合流したものである．延髄から橋にかけて広がる前庭神経核と蝸牛神経核を通り，前庭覚（平衡覚）と聴覚を伝える．

b. 解　剖

1. 蝸牛神経

　耳は大きく分けて3つの構造からなり，耳介・外耳道から鼓膜までが外耳，鼓膜から3つの耳小骨のある場所までが中耳，さらに卵円窓から蝸牛のあるところまでが内耳である．蝸牛には蝸牛神経節（らせん神経節）が並んでいる．内耳道の中で1本にまとまって蝸牛神経となる．蝸牛神経は延髄の蝸牛神経核に中継され，大脳皮質に向か

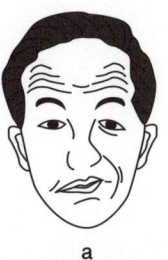 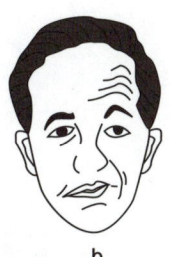

a　　　　　　　b

図2-15　顔面神経麻痺（右側）
a. **中枢性麻痺**：前額部にシワがよっている．
b. **末梢性麻痺**：前額部にシワがよっていない．

う．要するに聴覚を伝達しているのが蝸牛神経である．

2. 前庭神経

半規管，卵形嚢，球形嚢は体の傾きや回転を感知する．これらから出た線維は，前庭神経となって蝸牛神経とともに内耳道を通り脳幹に入る．前庭神経核で中継され，脊髄，小脳，または外眼筋を支配する脳神経核に向かう．つまり平衡感覚に関与しているのが前庭神経である．

5 舌下神経（第Ⅻ脳神経）

舌下神経核は，第Ⅶ脳神経である顔面神経（その支配領域の中で顔面下 2/3）の神経核とともに大脳からの両側支配を受けない．したがって，一側性の核上性障害においても麻痺をきたす可能性がある．舌下神経は延髄腹側から派出し，舌筋を支配する運動神経である．核上性，核下性いずれの障害でも挺舌させる（舌を前に出させる）と，舌下神経支配の舌筋のうち健側が優位となり，舌は麻痺側に偏倚する．筋萎縮性側索硬化症などの下位運動ニューロン障害の場合には，舌の線維束性攣縮や萎縮が特徴的である．

My Memo

G　頭痛などの疼痛

1　頭　痛

a．分　類

頭痛は国際頭痛分類第2版（The International Classification of Headache Disorders 2nd Edition：ICHD-Ⅱ）によると以下のように分類されている．

①一次性頭痛：他の疾患がない
②二次性頭痛：他の疾患に起因する
③頭痛神経痛，中枢性・一次性顔面痛およびその他の頭痛

また，発症の仕方により急性頭痛と慢性頭痛に分類される．

①急性頭痛：クモ膜下出血，側頭動脈炎，髄膜炎（ウイルス性，細菌性）
②慢性頭痛：片頭痛，緊張型頭痛，頭部神経痛（三叉神経痛，頸神経痛など）

b．各種の頭痛の特徴

1．片頭痛

一般に片側性の拍動性頭痛（血管性）である．頭痛が起こる前に，閃輝性暗点というキラキラ，チカチカするような視覚異常，視野欠損，欠伸などの前兆を訴えた後，強い拍動性頭痛が起こる．このような前兆がないタイプもある．遺伝的素因がある例も指摘されている．若年女性に多く，ストレスや生理前後，さらには特定の食べ物（チーズ，チョコレート，ワインなど）が誘因となることがある．

2．緊張型頭痛

わが国では最も頻度の高い頭痛である．頭蓋，頸部，肩甲部などの持続的収縮に伴って起こる．上記の原因のほか，顎関節異常，頸椎症，心理的要因もある．圧迫性・緊迫性の頭痛で，「頭にハチマキを巻いたような痛み」と表現することが多い．

2　神経痛（図2-16）

①三叉神経痛：三叉神経は頭部の前方部分に分布し，Ⅰ，Ⅱ，Ⅲ枝領域の疼痛を生じる．食事，寒冷刺激，会話などの誘因により，突然，激痛が出現する．

②頸神経痛：頭部の後半に分布する頸神経領域（頸髄 $C_{2,3}$）に起こる疼痛である．

3　肩手症候群

反射性交感神経性ジストロフィー（☞ Memo 8）の一種である．肩関節の有痛性運動制限と，同側

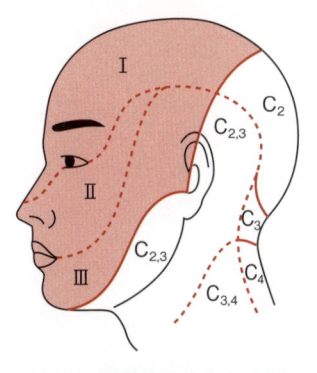

図2-16　頭頸部表面の神経支配
頭部の前半部は三叉神経（Ⅰ，Ⅱ，Ⅲ枝）が，後半部は頸神経（$C_{2,3}$）が支配している．

> **Memo 8**
>
> **反射性交感神経性ジストロフィー**
>
> 　反射性交感神経性ジストロフィー（reflex sympathetic dystrophy：RSD）の原因は不明だが，交感神経が損傷した結果起こるのではないかとされる．外傷を受けた箇所，またはその付近に発症する．肩手症候群もこの一種である．
> 　症状は①激しく焼けるような痛み，②患部の腫れ，③軽い接触による過敏な反応，④皮膚の変化，⑤骨の萎縮，⑥発汗の異常で，これらは異常な交感神経反射に帰する症状である．
> 　結果的に骨や筋肉の萎縮が起こり，早期治療（リハビリテーション）が重要である．

の手の腫脹と皮膚温の上昇・発赤，手指関節の屈曲制限からなる症候群である．脳血管障害（脳卒中），心筋梗塞，頸部脊椎症，コーレス（Colles）骨折（転倒した際に手をついて起こる手首の骨折）などの後，およそ1ヵ月前後を経た後に患側に起こる慢性疼痛である．患側手の循環血液量の増加が認められる．X線上は，手指骨の萎縮がみられる．肩手症候群はリハビリテーションの阻害因子のひとつである．

4　カウザルギー（灼熱痛）

　末梢神経の外傷や手術後しばらくしてから起こる激痛である．疼痛部位の皮膚は光沢を示す．また，血管拡張や皮膚温の上昇がみられる．交感神経節ブロックが有効である．

My Memo

H　めまいと平衡障害

1　概念

　めまいとは，自己と外界との位置関係に不整合があるかのように感じられる状態をいう．前庭神経核より中枢の病変による中枢性めまいと，前庭迷路系の障害による末梢性めまいに分けられる．症状の違いからは，外界や自己がグルグルと回転しているように感じる回転性めまいと，非回転性めまい（浮動感，ふらつき）に大別できる．

　一方，平衡機能とは，前庭神経系や後索・内側毛帯系，さらには視覚系からの知覚入力を統合して身体の平衡を維持し，転倒などを防ぐ機構である．平衡障害の定義に必ずしも「めまい感」は必須ではない．平衡感覚を保持する3つのシステムである①前庭系，②固有知覚系（筋，関節覚），③視覚系のいずれかあるいは複数に異常があれば，平衡障害をきたす．

2　めまいの種類

a. 末梢性めまい

1. メニエール症候群

　メニエール（Ménière）症候群（メニエール病）はめまい，耳鳴，難聴を3主徴とするが，不完全型も多い．その他，悪心・嘔吐を伴っためまい発作を繰り返す．30〜50代に多い．原因不明の内耳リンパ水腫によるとされ，前庭・蝸牛両神経が関与する．

2. 前庭神経炎

　感冒様症状の後にめまいが出現する．数日間以上続くことが多く，悪心・嘔吐を伴うことが多い．診断には蝸牛症状（耳鳴，難聴）の不在を確認する．2〜4週で軽快するが，後遺症を残したり慢性化することもある．ウイルス感染の可能性が示唆されているが，原因不明である．

b. 中枢性めまい

　椎骨・脳底動脈不全や脳幹・小脳の梗塞・出血，とくに小脳出血やワレンベルグ（Wallenberg）症候群（延髄外側症候群）では，高頻度にめまいがみられる．また，小脳橋角部腫瘍，脊髄小脳変性症でも起こる．これら小脳や神経連絡している延髄などの脳幹疾患では，めまいとともに平衡障害や姿勢反射の障害が強い．

c. 失神

　短時間（数秒から数分間）の意識消失発作を失神という．厳密には一過性の脳血流低下による．起立性低血圧やパーキンソン（Parkinson）病などにみられるシャイ・ドレーガー（Shy-Drager）症候群が知られている．通常は起立に際して脳血流を保持するために交感神経系が緊張し血管を収縮させるはずだが，この機能が障害されたもので，自律神経障害の一種である．一過性の健忘が起こることもまれにありうるが，脳波異常は一般に認めない．

I 自律神経症候

1 概念

　自律神経は交感神経と副交感神経からなる．身体の各部位に存在し，種々の症状を呈する．各臓器は交感神経と副交感神経の二重支配を受けている．以下の徴候・症状がみられれば，自律神経障害の存在を疑う．

①起立性低血圧：典型例がシャイ・ドレーガー（Shy-Drager）症候群

②発汗低下

③排尿障害，排便障害（膀胱・直腸障害）

④性機能障害：インポテンツ

⑤アディー（Adie）症候群：瞳孔散大，対光反射消失

⑥ホルネル（Horner）症候群：病巣側の縮瞳，瞼裂狭小がみられるが，対光反射は保たれている

⑦栄養障害：皮膚萎縮，四肢末端の潰瘍・脱落

2 自律神経系の特徴

　①各臓器（効果器と呼ぶ）に達するまでに，自律神経節でニューロンを変える．すなわち神経節（神経幹）前後に節前・節後線維が存在するのが特徴である．なお，副交感神経においては節後線維が短く，臓器内に存在することがある．

　②中枢は視床下部にある．

　③交感神経は脳神経・脊髄神経とは別個に走るが，副交感神経は脳脊髄神経の中を走る．

　④節前線維の神経伝達物質は，交感神経，副交感神経ともにアセチルコリンだが，節後線維においては交感神経ではノルアドレナリン，副交感神経ではアセチルコリンである（**表 2-12**）．これら神経伝達物質はシナプス間隙に放出されて情報伝達に重要な役割を担っている．また二次的に神経細胞膜に電位変化を起こすことによって信号伝達を行うこともある．交感神経系は血管を収縮させ，血圧を上昇させる．また血糖を上昇させ，消化管の活動を抑制する．

3 交感神経系

　交感神経系（**図 2-17** に朱色で示す）は，第 1

表 2-12　自律神経の神経伝達物質

	節前線維	節後線維
交感神経	アセチルコリン	ノルアドレナリン
副交感神経	アセチルコリン	アセチルコリン

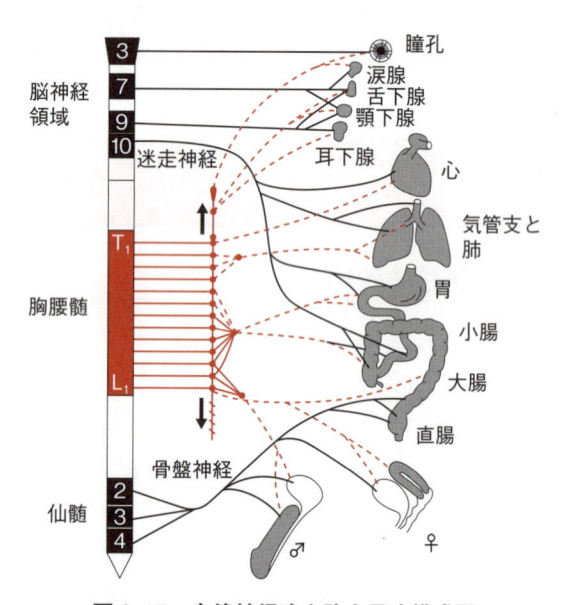

図 2-17　自律神経遠心路を示す模式図
（柴崎　浩：神経診断学を学ぶ人のために，p.103，医学書院，2009 より改変）

胸髄から第12胸髄および第1，第2腰髄から節前線維が派出する．これらの線維は瞳孔，涙腺，唾液腺，心，肺，消化管，子宮，膀胱などを支配している．

頸髄には交感神経核は存在しないが，第1～4頸髄に由来する交感神経線維は交感神経幹内を上行し神経節を形成する．この頸神経節からの線維は頭頸部および心，肺を支配している．

4 副交感神経系

副交感神経の節前線維は，交感神経と違って長い距離を走行している．脳幹や仙髄から起始しており，脳幹では第Ⅲ，Ⅶ，Ⅸ，Ⅹ脳神経内に副交感神経線維が混在して作用を及ぼしている．たとえば迷走神経（第Ⅹ脳神経）の副交感神経枝は心，肺，横行結腸にいたるまでの腹腔臓器を支配している．仙髄由来の線維は直腸や膀胱，生殖器に分布している．一般に副交感神経系は心活動を抑制し，血圧を下げ，消化管の蠕動を亢進させる．

My Memo

My Memo

第3章 臨床検査

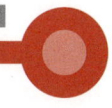

A　画像検査

1　単純X線検査

a. 頭蓋単純撮影

　前後像，側面像が一般に撮影される．頭蓋の形・大きさのほか，腫瘍などの転移では骨破壊像を，外傷では骨折線などを観察する．また石灰化像は髄膜腫や頭蓋咽頭腫などの腫瘍でみられることがある．トルコ鞍の拡大は下垂体腺腫に特徴的である．

b. 脊椎単純撮影

　前後像，側面像のほかに椎間孔を観察するために斜位撮影も行う．頸椎症，腰椎症などの変形性脊椎症の診断に有用である．

2　造影検査

　造影剤を目的の腔隙に注入し，X線によって画像を得る．

a. 脳血管撮影

　造影剤を脳血管内に注入し，X線によって脳血管（動脈または静脈）の画像を得る．造影剤の注入法の違いと画像構成法の相違によってそれぞれ2法がある．いずれの方法を選択するにせよ，これによって脳梗塞や脳動脈瘤などの詳細な診断が可能である．

1. 造影剤注入法の相違による分類

　①動注法：橈骨動脈や上腕動脈または大腿動脈よりカテーテルを挿入し造影剤を脳動脈に直接注入する方法である．

　②静注法：造影剤を肘静脈や大腿静脈などから注入し脳静脈を観察する方法である．また以下に示すデジタル法（digital subtraction angiography：DSA）も静脈より造影剤を注入する場合がある．

2. 画像構成過程の相違による分類

　①アナログ法：従来より使われている方法で，造影剤注入開始から秒単位で撮像して画像を得る方法である．

　②デジタル法：静脈または動脈から造影剤を注入するのはアナログ法と同様だが，秒単位で撮像

された画像を重ね合わせ，そこから骨画像を減算することにより，血管像だけを明瞭に浮かび上がらせる方法である．画像の重ね合わせおよび骨像を減算する過程でデジタル処理が行われる．

b. ミエログラフィー

ミエログラフィー（脊髄造影）は，クモ膜下腔に造影剤を注入してX線撮影を行い，脊柱管内の病態を把握する方法である．MRIの登場に伴い，ミエログラフィーの適応は激減している．しかし，馬尾や神経根の圧迫の観察には適している．検査に伴う副作用としては，頭痛が知られている．

3 computed tomography (CT)

X線を透過させ，コンピューターにて画像を再構成する．

a. 単純CT

脳出血，脳梗塞，クモ膜下出血，慢性硬膜下血腫，脳腫瘍，水頭症，脳萎縮などのうち，CTが非常に有用なのが急性期脳出血で，続いてクモ膜下出血である．

b. ヘリカルCT

らせん走査型CTともいう．X線管球と検出器を連続的に回転させ，同時に被写体を頭尾方向に連続移動させる．これにより三次元データを収集し，画像を立体的にみえるように再構成する．

c. 三次元CT血管造影法

造影剤を血管内に注入して，ヘリカルCTの原理を応用するものである．動脈瘤などの検出に有用である．

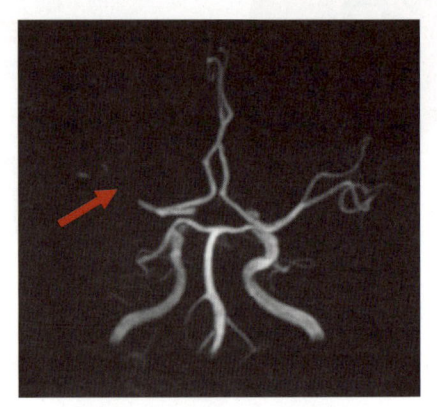

図3-1 頭部MRA正面像
右中大脳動脈閉塞（矢印の部位）

4 magnetic resonance imaging (MRI)

静磁場内に患者を置き，一定周波数の電磁波を照射すると，原子核に共鳴現象が起こる．共鳴した物質は，波動エネルギーを吸収して励起状態になる．励起された状態で電磁波の照射を急に止めると，共鳴と逆の現象（2種類の緩和現象）が起こる．それぞれの緩和の時定数をT1，T2と呼ぶ．通常は，T1またはT2を強調した画像をルーチンとして撮像する．

a. MRIで描出される病変

脳梗塞（とくに急性期），脳出血，脳腫瘍，脳白質病変，クモ膜下出血．

b. 造影MRI

ガドリニウム（Gd-DTPA）を静注して造影することによって，病変をより可視化しやすくする．

c. MRアンギオグラフィー（MRA）

血流を画像化したもので，造影剤なしでMRIにて血管画像を描出できる（図3-1）．

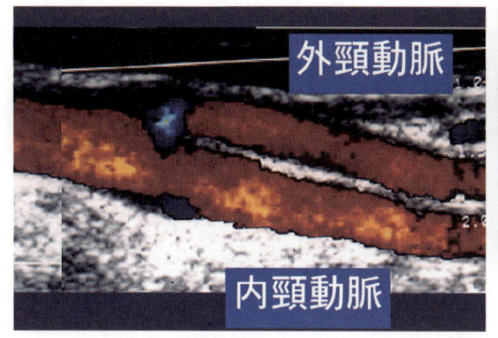

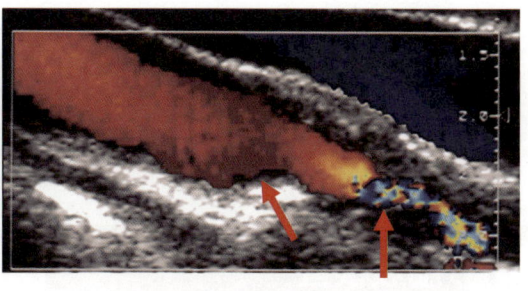

a. 正常例　　　　　　　　　　b. 内頸動脈高度狭窄（矢印の部位）

図 3-2　頸動脈エコー

d. MRI の特殊な撮像法

1. 拡散強調画像
脳梗塞の超急性期に有用である．

2. FLAIR 画像（水抑制画像）
水分子を黒く表現した T2 画像で，クモ膜下出血の急性期に有用である．その他，脳室などの髄液に隣接した病変の鑑別にも利用される．

5　頸動脈超音波検査

超音波を頸部にあて，反射したエコーを画像化するものである．頸動脈エコーと経頭蓋ドプラの2種類がある．頸動脈エコー検査は，頸部に探触子（プローブ）をあて，超音波を発信し，頸動脈の閉塞や狭窄を調べる検査である（図 3-2）．超音波をあてることで，動脈硬化による頸動脈の狭窄・血栓・プラーク（血管内膜の肥厚）・閉塞などがわかる．

経頭蓋ドプラ検査（transcranial Doppler：TCD）は，頭蓋骨のすきま（間隙）から脳の血管や血流を調べる検査である．こめかみ付近に探触子をあてて超音波を発信すると，血流の向きや速度によって，頭蓋内の血管の閉塞や狭窄などを確かめることができる．また，クモ膜下出血後に起きやすい血管攣縮の発見にも利用される．

6　心エコー

脳塞栓症などの心腔内血栓の有無の確認に有用である．とくに心房細動などの不整脈があると栓子が脳血管を閉塞させるリスクが高くなる．

7　核医学検査

a. single photon emission computed tomography（SPECT）

γ 線放出核種（単一光子放出核種）を用いて体外から γ 線を検出し，コンピューター処理にて画像を再構成するものである．脳では，^{99m}Tc（テクネチウム），^{133}Xe（キセノン），^{123}I（ヨード）などがトレーサとして使用される．脳血流分布や血流量測定が行われる．

b. positron emission tomography（PET）

陽電子消滅核種（ポジトロン核種）を用いて画像を再構成する方法である．超短半減であるが，H，C，O，N など生体内物質の同位元素（ラジオアイソトープ）を利用し，糖，脂質，酸素などの物質代謝，血流を観察できるほか，脳腫瘍の検出にも利用される．

B 電気生理学的検査

1 脳波検査

　脳波は，多数の大脳皮質の神経細胞から生じる電位を，頭皮上の電極から記録したものである．単極誘導と双極誘導の2つの方法がある．単極誘導は耳朶を不関電極とするもので，双極誘導では両電極の電位・位相差が記録され，病変部位における異常波の局在診断に役立つ．現在では，脳波は主にてんかん・痙攣の診断，てんかんの焦点部位の決定，意識障害の診断，脳死の判定，脳炎の診断などに利用される．

a．脳波の分類

　脳波は周波数（1秒間に何回波が出るか）によって，以下の4つに分類される．
① δ（デルタ）波：0.5〜4Hz 未満（徐波）
② θ（シータ）波：4〜8Hz 未満（徐波）
③ α（アルファ）波：8〜13Hz 未満
④ β（ベータ）波：13Hz 以上（速波）

　また，脳波は，年齢によって変化する．乳幼児期，小児期，成人期と変化するが，成人のパターンになるのは20歳頃であり，それ以下の年齢では，成人に比べ徐波が多い．
　脳波の記録は，覚醒時か睡眠時か，開眼時か閉

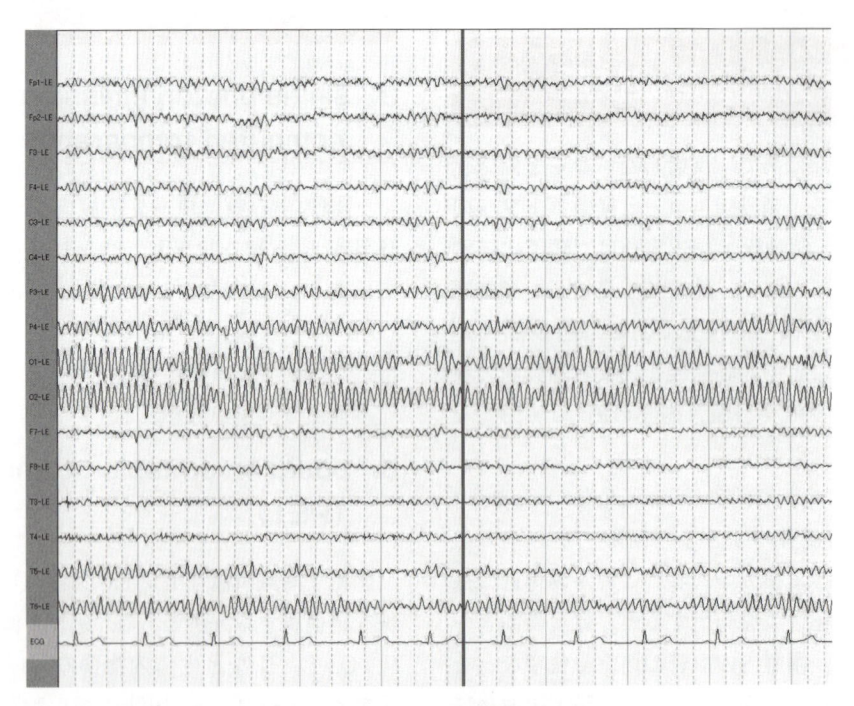

図 3-3　健常成人の安静時覚醒脳波
後頭部（O1, O2）を中心として，α 波が waxing and waning（波が高くなったり低くなったり）を繰り返して出現し，徐波の混入はない．

眼時か，安静時か刺激時か（光刺激，過呼吸など）で大きく変化する．通常は閉眼・安静時に記録するが，てんかんに関連する異常波は睡眠時に出現しやすいので，できるだけ睡眠時にも記録する．また，刺激によっても異常波が出やすくなる．

1. 正常脳波（図3-3）

正常脳波とは後頭部優位の α 波（8～13Hz）を主体としたものを指す．前頭・側頭部にごくわずかな θ 波（4～7Hz）が混在する場合がある．α 波は左右対称性に出現する．開眼により α 波は消失し，β 波（14Hz以上）が出現する．これを α ブロッキングという．棘波，鋭波は出現しない．

2. 健常成人の睡眠時脳波

脳波は睡眠によって波形が変わり，睡眠の深さに応じて特徴的な脳波パターンを示すので，その波形から眠りの深さを知ることができる．すなわち Stage I～IVの4段階の後，REM睡眠（急速眼球運動 rapid eye movement がみられる睡眠期）へと移行し，これが反復する．

また，睡眠中にはてんかんなどの異常脳波の出現率が高くなる．複雑部分発作では，側頭葉でのてんかん発作波が誘発されやすい．てんかんが疑われる症例や，覚醒時脳波で発作波がみられない症例には，睡眠時の脳波記録が有用である．

正常な睡眠脳波が覚醒時の異常波と間違われることもあるので，脳波の判読上，注意が必要となる．

3. 異常脳波

異常な脳波には多くの種類があるが，主なものは以下の通りである．

①棘波，鋭波：背景活動から明瞭に区別され，鋭く尖った波で，持続時間が70msec以下のものを棘波，70～200msecの場合を鋭波という．鋭波はすなわち約1/14～1/5秒の持続を持つもの．通常，陰性（上向き）である．

②棘徐波複合：てんかん発作，とくに欠神発作の際に出現する（図3-4）．

③三相波：肝性脳症，一酸化炭素（CO）中

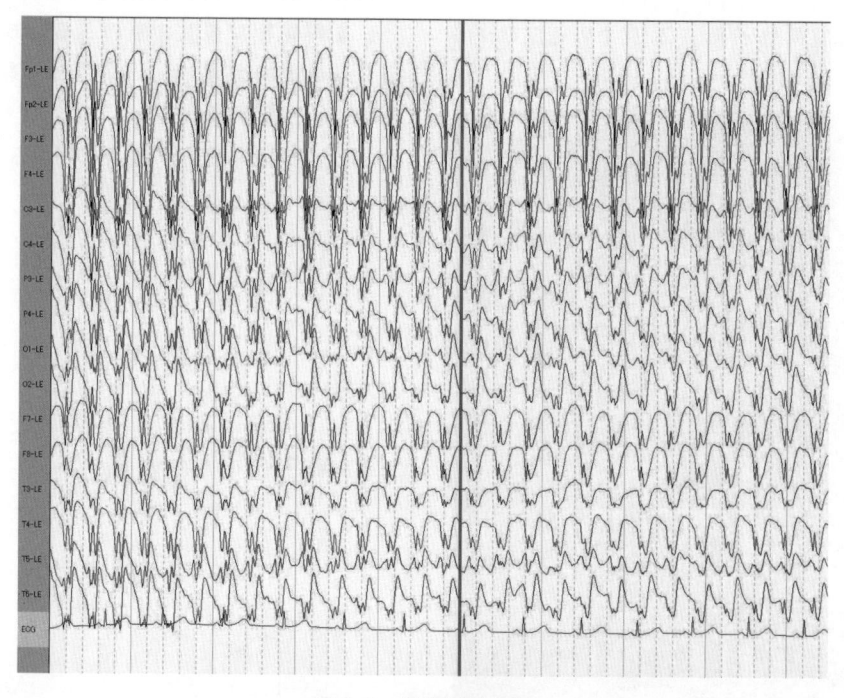

図 3-4　異常脳波の例
3Hzの棘徐波複合バースト（群発）の脳波（欠神発作）

毒，尿毒症で出現する．

④周期性同期性放電（periodic synchronous discharge：PSD）：すべての誘導で同じように放電が生じる．ヘルペス脳炎，亜急性硬化性全脳炎，クロイツフェルト・ヤコブ（Creutzfeldt-Jakob）病でみられる．

2 誘発電位

誘発電位とは，生体に対し外部から加えられた刺激に対して得られる電位変化の総称である．1回の刺激で得られる電位は微弱なため，加算平均することによって電位変化を増幅させる．刺激の種類によって，以下のような検査がある．

①体性感覚誘発電位（somatosensory evoked potential：SEP）：末梢神経に対する電気刺激
②聴性誘発電位：音刺激
③視覚誘発電位：光刺激

a．体性感覚誘発電位（図3-5）

上下肢に感覚刺激を与え，頭皮上の電位を検出する．よく使われるのは手関節部での刺激である．正中神経や尺骨神経を電気刺激し，腕神経叢，頸椎，大脳皮質感覚野の上の頭皮に電極を設置し，電位変化を記録する．

筋電図検査（神経伝導速度検査）では末梢神経の伝導速度を測定するが，体性感覚誘発電位では，筋電図検査で測定できない脊髄，脳の感覚神経の伝導速度を測定して中枢神経系の異常を調べる．

b．聴性誘発電位（図3-6）

耳にレシーバーを装着させ，片耳ずつクリック音を用いて刺激する．頭頂部に記録電極を置き，耳朶を基準電極とする．

聴覚の伝導経路（聴神経，蝸牛神経，脳幹，側頭葉）について異常の有無を調べる．主に脳幹部の機能を調べる検査で，脳死判定などにも用いられる．

c．視覚誘発電位

視覚刺激として閃光刺激または図形刺激を与える．記録電極は視覚中枢のある後頭部に設置する．基準電極は前頭部と両耳朶を連結したものを用いる．視覚経路の評価に用い，とくに視神経炎（多発性硬化症など）の検査に利用される．

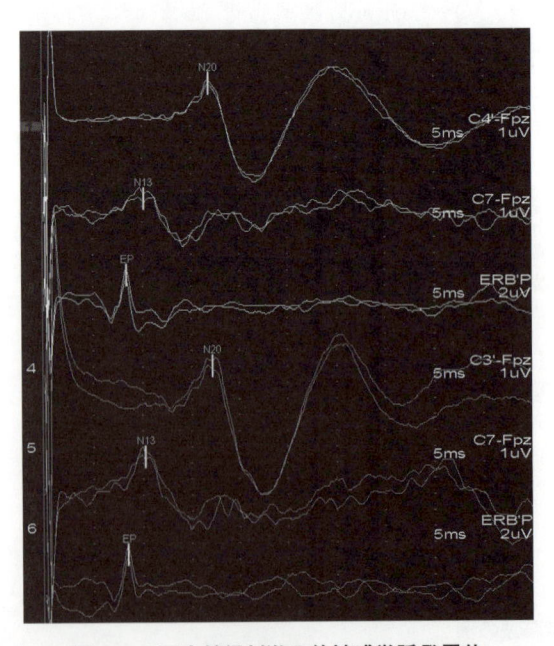

図3-5 正中神経刺激の体性感覚誘発電位

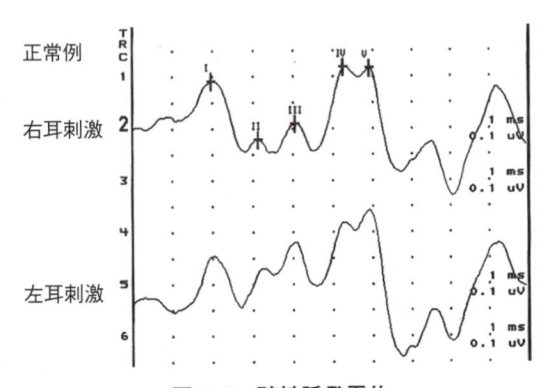

図3-6 聴性誘発電位

3 筋電図検査

筋電図は筋線維が興奮する際に発生する活動電位を記録するものである．骨格筋または横紋筋が対象となる．筋電図検査は針筋電図と誘発筋電図，神経伝導速度に大別される．

a. 針筋電図

針筋電図検査は，針電極を筋肉に刺入し，自然収縮や随意収縮により引き起こされる活動電位である運動単位電位（muscle unit potential：MUP）を記録し，病変の性質や部位を検索する．

正常では安静時に筋の活動電位はないが，ある種の筋疾患や末梢神経疾患では異常な安静時放電（線維性自発放電，陽性鋭波など）が記録される．

随意収縮時には正常では一定の範囲内の振幅と電位（高さ）の波が記録されるが，筋疾患では筋原性パターンが，末梢神経（前角細胞を含む）の障害がある時は神経原性パターンがみられる．

運動障害（筋力低下）がある時，原因が筋障害か，末梢神経障害かを鑑別するのに有用で重要な検査である．中枢性障害（脳，脊髄）では筋電図に異常はみられない．

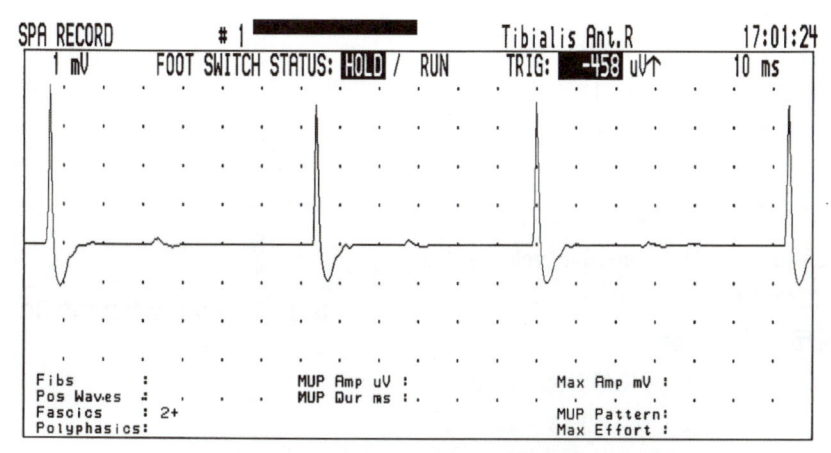

図 3-7 神経原性変化の例（筋萎縮性側索硬化症の筋電図）
電位が 4.5mV と増加し，持続時間（幅）も延長し，MUP の数も著明に減少している．

図 3-8 筋原性変化の例（筋ジストロフィーの筋電図）
電位が 1mV 以下と低下し，持続時間が短く（幅が狭く），多相性である．

神経原性変化は多発神経炎，単神経障害，筋萎縮性側索硬化症（amyotrophic lateral sclerosis：ALS），脊椎症による神経根障害などの末梢神経障害でみられる（図 3-7）．筋原性変化は炎症性筋炎，筋ジストロフィー，ミオパチー，糖原病，甲状腺疾患，薬剤性の筋疾患などでみられる（図 3-8）．

b．神経伝導速度

神経伝導速度（nerve conduction velocity：NCV）は，末梢神経障害が疑われる場合に行う検査である．末梢神経には運動性末梢神経と知覚性末梢神経が含まれる．

運動性末梢神経障害には軸索変性型，脱髄型，およびその混合型があり，その判別は治療上においても重要である．NCVでは末梢神経障害の有無のみならず，その判別も可能である．

NCVの検査には，①運動神経伝導速度（muscle nerve conduction velocity：MCV），②知覚神経伝導速度（sensory nerve conduction velocity：SCV）の2種類がある．

1．運動神経伝導速度検査

MCV 検査は，運動神経を近位部と遠位部で皮膚上より別々に刺激し，末端の支配筋より筋活動電位（M波）をそれぞれ導出する．つまり末梢神経を刺激した時，興奮が筋までたどりついて生じる活動電位を mass action potential といい，M波と呼んでいる．末梢神経刺激の開始から，M波の立ち上がりまでを潜時という．両部位の潜時差で2点間の距離を割り，m/sec の単位で表したものである．

上肢では正中神経，尺骨神経，下肢では後脛骨神経，総腓骨神経において行う場合が多い．刺激強度は超最大刺激を用いる．

図 3-9 の伝導速度（MCV）を計算すると

MCV＝（2ヵ所の刺激部位の距離）/（2ヵ所の潜時の差）
  ＝0.2（m）/0.004（sec）
  ＝50（m/sec）

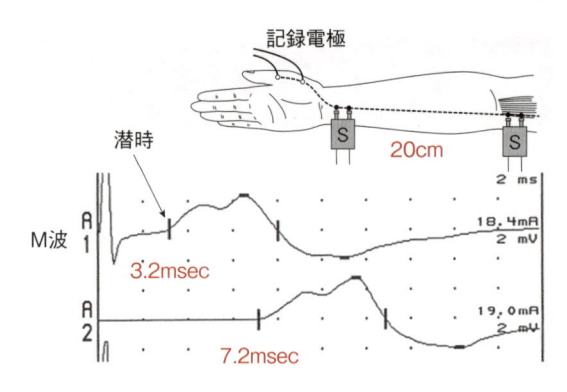

図 3-9 運動神経伝導速度検査
正中神経の刺激

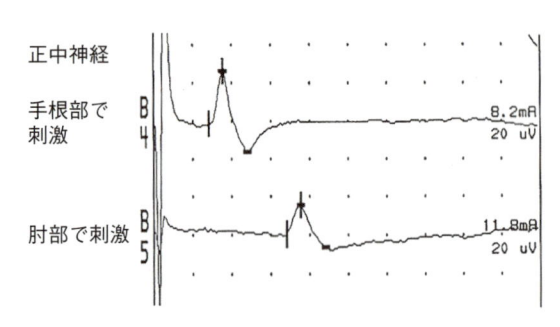

図 3-10 正中神経刺激での SCV の測定

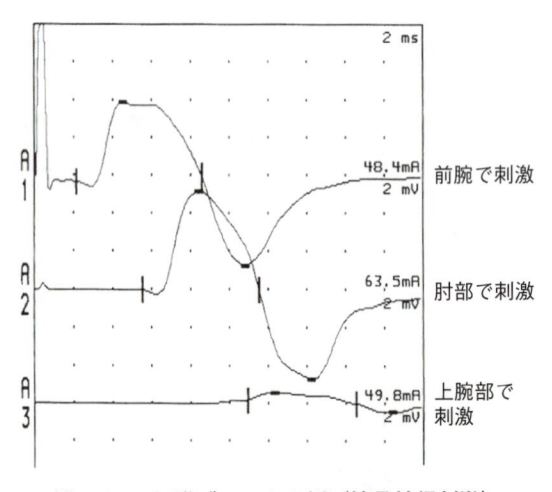

図 3-11 伝導ブロックの例（橈骨神経刺激）
前腕，肘部での刺激に比べ，上腕部での刺激で電位が著明に低下する．したがって，肘と上腕部の間で橈骨神経に脱髄性変化があると診断できる．

となる．なお S は刺激電極を示す．正常値は上肢では50〜60m/sec 程度，下肢では40〜60m/sec 程度である．年齢が高くなると，伝導速度は遅くなる．

2. 知覚神経伝導速度検査（図 3-10）

SCV 検査は，MCV 検査のように筋肉の活動電位を介して伝導速度を算出する方法ではなく，直接神経を刺激し誘発された神経電位を測定する方法である．

検査には，末梢部を刺激し中枢部で導出する順行性法と，中枢部で刺激し末梢部で導出する逆行性法の2種類がある．通常は，検査の容易な逆行性法が用いられる．

神経伝導速度検査の結果から以下のような病態が疑われる．

①神経伝導速度の遅延は末梢神経でみられることが多い．

②1項で説明した M 波の電位すなわち M 電位の低下は軸索障害による筋萎縮が推測される．

③伝導ブロック（図 3-11）は髄鞘障害すなわち脱髄性疾患の所見であることが多い．

My Memo

C 障害評価

1 神経疾患の評価

　神経疾患の種類は多彩であり，その症状には筋緊張異常や協調障害などから起こる各種の運動障害，平衡反応障害，感覚障害，言語障害，視力障害，高次脳機能障害，嚥下障害，膀胱直腸障害などがあり，日常生活や社会生活に支障をきたしやすい．神経症候の把握には，神経系の機能障害から病変部位や種類を推定し，動作に関係する機能の障害を明らかにしていくことが重要である．したがって評価は，運動療法実施前に，検査・測定によって得た情報を分析し，考察して患者の問題点を抽出し，予後予測を含めてその障害像を総体的に把握する一連の知的作業である．

2 国際生活機能分類による評価

　2001年に世界保健機関（World Health Organization：WHO）が提唱した国際生活機能分類（International Classification of Functioning, Disability and Health：ICF）では，「心身機能と身体構造」「活動」「参加」の3相に分類し，個々の症例について機能障害，活動制限，参加制約の改善を評価する．生活機能は健康状態と背景因子に影響され，各構成要素は相互に作用し合っている．このように，疾病や病態に起因して主として失われた生活機能の原因を究明して，それを除去・改善しようとする症候学的な分析を行う．また，活動・参加についてどのように行っているのか，どのように行えばできるのかを，環境への適合も含めて検証する障害学的分析が必要である．

3 動作からの評価

　運動療法の目標は，機能障害によって生じた活動制限，参加制約の回復を図るため，日常生活活動（activities of daily living：ADL）の中核である基本動作能力の自立度を向上させることである．ADL動作を観察することによって，評価を効率的に行う方法もある．たとえば，排泄動作では，寝床からの起居，トイレまでの移動，ドアの開閉，トイレ内での方向転換，ズボンの上げ下ろし，便座への着座と立ち上がり，排泄後の後始末，水を流す，手洗い，手を拭く動作が必要である．これらの動きの中から麻痺の程度や注意力をはじめ動作遂行能力を把握し，機能障害の程度と

表3-1　Modified Ashworth Scale（MAS）

0	筋緊張の亢進がない
1	軽度の筋緊張があり，引っかかるような感じとその消失あるいは，可動域の終末でわずかな抵抗がある
1+	軽度の筋緊張亢進があり，引っかかるような感じとそれに引き続く抵抗が残りの可動域（1/2以下）にある
2	さらに亢進した筋緊張が可動域（ほぼ）全域にあるが，他動運動はよく保たれる
3	著明な筋緊張亢進があり，他動運動は困難である
4	他動では動かない

（Bohannon RW, Smith MB：Interrater reliability of a modified Ashworth scale of muscle spasticity. Phys Ther 67：206-207, 1987 より引用）

表3-2 Brunnstromの評価法

上肢	stage Ⅰ	弛緩性麻痺
	stage Ⅱ	上肢のわずかな随意運動
	stage Ⅲ	座位で肩・肘の同時屈曲，同時伸展
	stage Ⅳ	腰の後方へ手をつける．肘を伸展させて上肢を前方水平へ挙上．肘90°屈曲位での前腕回内・回外
	stage Ⅴ	肘を伸展させて上肢を横水平へ挙上，また前方頭上へ挙上，肘伸展位での前腕回内・回外
	stage Ⅵ	各関節の分離運動
手指	stage Ⅰ	弛緩性麻痺
	stage Ⅱ	自動的手指屈曲わずかに可能
	stage Ⅲ	全指同時握り，鉤形握り（握りだけ）伸展は反射だけで，随意的な手指伸展不能
	stage Ⅳ	横つまみ（母指はわずかに離すことも可能），少ない範囲での半随意的手指伸展
	stage Ⅴ	対向つまみ，筒握り，球握り，随意的な手指伸展（範囲は一定せず）
	stage Ⅵ	全種類の握り，全可動域の手指伸展．すべての指の分離運動
下肢	stage Ⅰ	弛緩性麻痺
	stage Ⅱ	下肢のわずかな随意運動
	stage Ⅲ	背臥位，座位での股・膝・足の同時屈曲・伸展
	stage Ⅳ	座位で足を床の後方へすべらせて，膝を90°屈曲．踵を床から離さずに随意的に足関節背屈
	stage Ⅴ	立位で股関節伸展位のまま，膝屈曲．立位，膝伸展位で，足を少し前に踏み出して足関節背屈分離運動
	stage Ⅵ	立位で，骨盤の挙上による範囲を超えた股外転．座位で，内・外側ハムストリングスの相反的活動と，結果として足内反と外反を伴う膝を中心とした下腿の内・外旋

(Brunnstrom S: Motor testing procedures in hemiplegia: based on sequential recovery stages. Phys Ther 46: 357-375, 1966. 石田 暉：脳卒中後遺症の評価スケール．脳と循環 4：151-159, 1999 より引用改変)

表3-3 共同運動パターン

関節		屈筋共同運動	伸筋共同運動
上肢	肩甲帯	挙上・伸展	下制・屈曲
	肩関節	屈曲・外転・外旋	伸展・内転・内旋
	肘関節	屈曲	伸展
	前腕	回外	回内
	手関節	(掌屈)	(背屈)
	手指	(半屈曲)	(屈曲)
下肢	股関節	屈曲・外転・外旋	伸展・内転・内旋
	膝関節	屈曲	伸展
	足関節	背屈・内がえし	底屈・内がえし
	足指	(伸展)	(屈曲)

［古市照人，江藤文夫：神経疾患のリハビリテーション，第2版，p.61，南山堂，1997より一部改変］

表3-4 Barthel IndexのADL評価法

	independent	with help	dependent
1. 食事	10	5	0
2. 移乗	15	10〜5	0
3. 整容	5	0	0
4. トイレ	10	5	0
5. 入浴	5	0	0
6. 歩行	15	10	0
(車椅子)	5	0	0
7. 階段昇降	10	5	0
8. 着替え	10	5	0
9. 排便	10	5	0
10. 排尿	10	5	0
合計点	( )点		

食事
　10：自立，自助具などの装着可．標準的時間内に食べ終える
　5：部分介助（例えば，おかずを切って細かくしてもらう）
　0：全介助

車椅子からベッドへの移乗
　15：自立，車椅子のブレーキやフットレストの操作も含む（歩行自立も含む）
　10：軽度の部分介助または監視を要す
　5：座ることは可能であるが，ほぼ全介助
　0：全介助または不可能

整容
　5：自立（洗面，整髪，歯磨き，髭剃り）
　0：部分介助または全介助

トイレ動作
　10：自立，衣服の操作，後始末を含む．ポータブル便器などを使用している場合はその洗浄も含む
　5：部分介助．体を支える，衣服・後始末に介助を要する
　0：全介助または不可能

入浴
　5：自立
　0：部分介助または全介助

歩行
　15：45m以上歩行．補装具（車椅子，歩行器は除く）の使用の有無は問わない
　10：45m以上の介助歩行．歩行器使用を含む
　5：歩行不能の場合，車椅子にて45m以上の操作可能
　0：上記以外

階段昇降
　10：自立（てすりや杖を使用してもよい）
　5：介助または監視を要する
　0：不能

着替え
　10：自立．靴，ファスナー，装具の着脱を含む
　0：上記以外

排便コントロール
　10：失禁なし．浣腸，座薬の取扱いも可能
　5：時に失禁あり．浣腸，座薬の取扱いに介助を要する者も含む
　0：上記以外

排尿コントロール
　10：失禁なし．尿器の取扱いも可能
　5：時に失禁あり．尿器の取扱いに介助を要する者も含む
　0：上記以外

(Mahoney FI, Barthel DW: Functional evaluation: the Barthel Index. Md State Med J 14: 61-65, 1965. 石田 暉：脳卒中後遺症の評価スケール．脳と循環 4：151-159, 1999 より引用)

活動制限，参加制約との因果関係を明らかにし，運動療法における治療計画の立案に活用する．

4 運動療法に対する評価

機能障害の原因のひとつである運動麻痺には，上位運動ニューロン障害あるいは下位運動ニュー

レベル		介助者
	7 完全自立（時間，安全性含めて） 6 修正自立（補助具使用）	介助者なし
	部分介助 　5 監視 　4 最小介助（患者自身で75％以上） 　3 中等度介助（50％以上） 完全介助 　2 最大介助（25％以上） 　1 全介助（25％未満）	介助者あり

		入院時	退院時	フォローアップ時
セルフケア				
A. 食事	箸 スプーンなど			
B. 整容				
C. 清拭				
D. 更衣（上半身）				
E. 更衣（下半身）				
F. トイレ動作				
排泄コントロール				
G. 排尿コントロール				
H. 排便コントロール				
移乗				
I. ベッド，椅子，車椅子				
J. トイレ				
K. 浴槽，シャワー	浴槽 シャワー			
移動				
L. 歩行，車椅子	歩行 車椅子			
M. 階段				
コミュニケーション				
N. 理解	聴覚 視覚			
O. 表出	音声 非音声			
社会的認知				
P. 社会的交流				
Q. 問題解決				
R. 記憶				
合計				

注意：空欄は残さないこと．リスクのために検査不能の場合はレベル1とする．

図 3-12 FIM 評価用紙
（千野直一監訳：FIM：医学的リハビリテーションのための統一データセット利用の手引き，原書第3版，慶應義塾大学医学部リハビリテーション科，1991 より引用）

表 3-5　ADL-20 の評価法項目と判定基準の原則

1. 基本的 ADL——起居移動（BADLm）	①（ベッド上）寝返り ②床からの立ち上がり・腰下ろし ③室内歩行（10m を目安とする） ④階段昇降（1 階分を目安とする） ⑤戸外歩行
2. 基本的 ADL——身の回り動作（BADLs）	⑥食事 ⑦更衣 ⑧トイレ ⑨入浴 ⑩整容 ⑪口腔衛生
3. 手段的 ADL（IADL）	⑫食事の準備 ⑬熱源の取り扱い ⑭財産管理 ⑮電話 ⑯自分の薬の管理 ⑰買い物 ⑱外出
4. コミュニケーション ADL（CADL）	⑲意思の伝達 ⑳情報の理解

注釈：日常生活動作・活動に関する判定基準
1) 実用的時間内にできるか，できないかの判定を原則とする．
2) 本人，同居家族あるいは介護者より面接聴取し，内容的には日常観察に基づき判定し，直接テストを施行しなくともよい．
3) ADL 能力判定基準の原則
　3：完全自立，補助用具不要．
　2：補助具（杖，手すり，自助具など）を利用して自立．監視不要．
　1：他者の監視下，または部分的介助を必要とする．
　0：他者の全面介助による．
（評価法の詳細については，江藤文夫，田中正則ほか：老年者の ADL 評価法に関する研究．日老医誌 29：841-848，1992 を参照）

ロン障害の場合があり，いずれかによって運動療法の介入方法も変わってくるので，鑑別点（p.10，表 2-5 参照）を知っておく必要がある．上位運動ニューロン障害では，筋緊張亢進がみられることが多く，痙性麻痺の程度を評価する Ashworth の評価法（表 3-1）を用いたり，脳卒中では Brunnstrom の評価法（表 3-2）も多く用いられる．これは，共同運動（表 3-3）の出現から運動の分離完成までを評価するものである．また，活動評価においては ADL 評価が用いられ，Barthel Index（表 3-4）や機能的自立度評価法（Functional Independence Measure：FIM）（図 3-12）が一般的である．さらに，高齢社会の到来で認知症の問題や在宅生活で財産管理や調理，電話など道具を用いる手段的日常生活活動（instrumental activities of daily living：IADL）能力の評価も必要である．認知障害のスクリーニング検査では MMSE（p.61，図 4-13 参照）や HDS-R（p.62，図 4-14 参照）が，IADL では ADL-20 評価表（表 3-5）が利用されている．この章で紹介した評価法以外にも種々のものがあるので，他書を参考にしていただきたい．

My Memo

第4章 神経疾患各論

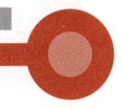

A 脳血管障害

　2012年厚生労働省人口動態統計によると，主な死因の第1位は悪性新生物，第2位が心疾患，第3位は肺炎，第4位が脳血管障害（脳卒中）となっている．長らく3大死因のひとつであった脳血管障害は，2011年に肺炎に取って代わられた．しかし2011年の厚生労働省の患者調査の概況によると，脳血管障害の総患者数は減っておらず，2010年国民生活基礎調査の概況によると，介護を必要とする疾患の第1位となっている．危険因子（リスク）としては，高血圧症，糖尿病，慢性腎臓病（chronic kidney disease：CKD），脂質異常症が挙げられる．これらは，脳梗塞，脳出血に共通したリスクである．

1 分類（図4-1）

　脳血管障害は，脳血管が狭くなったり（狭窄），

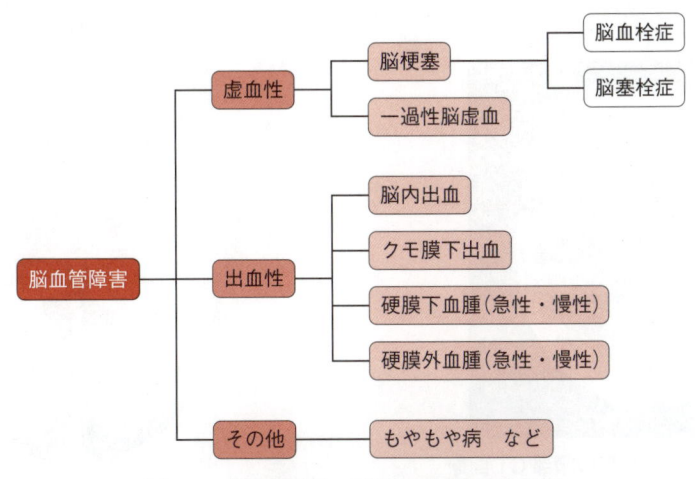

図4-1　臨床病型による脳血管障害の分類

脳血管障害
- 虚血性
  - 脳梗塞
    - 脳血栓症
    - 脳塞栓症
  - 一過性脳虚血
- 出血性
  - 脳内出血
  - クモ膜下出血
  - 硬膜下血腫（急性・慢性）
  - 硬膜外血腫（急性・慢性）
- その他
  - もやもや病　など

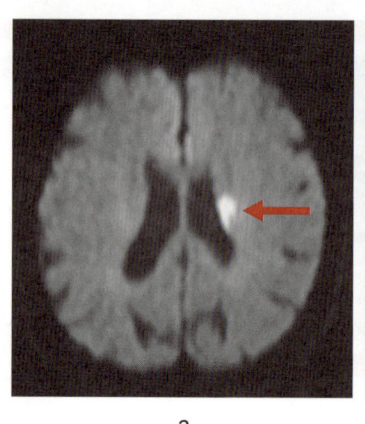

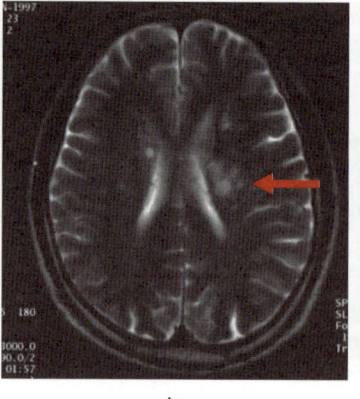

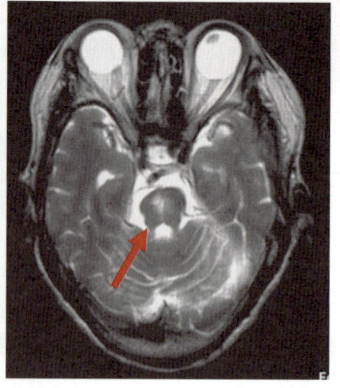

図 4-2 脳血栓症の MRI 画像
a. 小梗塞（左視床）の拡散強調像（矢印の高吸収域）
b. アテローム血栓性梗塞（左大脳白質）の T2 強調像（矢印の高吸収域）
c. 脳幹梗塞の T2 強調像　小さな高吸収域（矢印）

詰まったり（閉塞）して血流障害が起こる虚血性のものと，脳血管が破れて脳実質に障害を起こす出血性のものに大別される（図 4-1）．各疾患の特徴について以下に解説する．

a. 脳梗塞

脳梗塞は，血管が閉塞することにより起こる．原因別に大きく分けて脳血栓症と脳塞栓症の2つがある．

1. 脳血栓症

一般に安静時，起床時，睡眠時の発症が多い．意識障害は脳出血に比べ，軽いことが多い．発病年齢は，脳出血より男女とも若干高齢である．

脳および頸動脈の狭窄・閉塞が原因である．近年では食事の欧米化に伴い，高脂肪などによる動脈のアテローム硬化（粥状硬化）が原因である例が急増している．

CT にて脳実質に低吸収域，MRI の T2 強調画像にて高吸収域として描出される（図 4-2b，c）．また超急性期には，拡散強調像にて高信号が認められるので（図 4-2a），診断価値が高い．

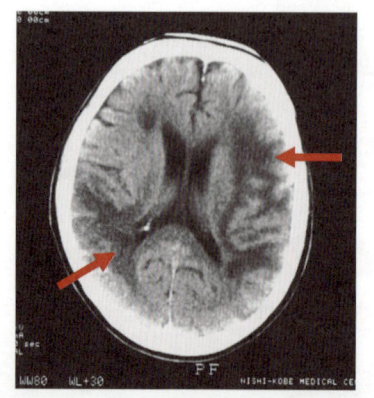

図 4-3 心原性脳塞栓症の頭部 CT 画像
両側大脳（頭頂葉～後頭葉）の広範な梗塞

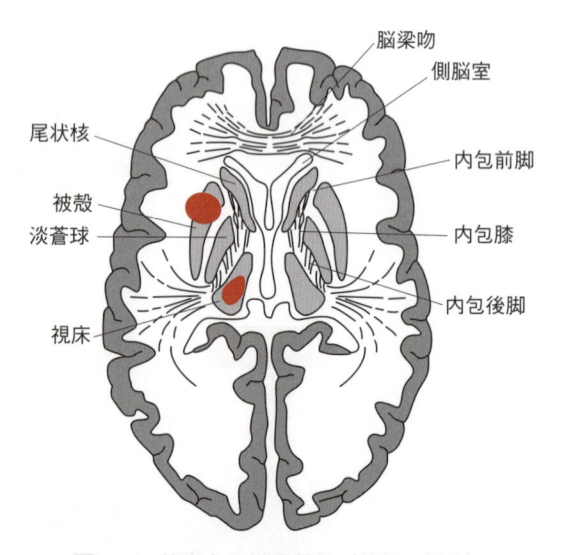

図 4-4 脳出血の好発部位（被殻，視床）

表 4-1 部位別の脳出血の症状

	被殻出血	視床出血	脳幹（橋）出血	小脳出血
麻痺	片麻痺	軽度	四肢麻痺	小脳失調
感覚障害	中等度	高度	軽～高度	なし
視覚障害	同名性視野障害	同名性視野障害	縮瞳	眼振
意識障害	中等度	中等～高度	昏睡	なし～軽度

2. 脳塞栓症

脳以外の場所，とくに心臓，頸動脈などの比較的太い血管内に動脈硬化巣（プラーク）ができ，その一部が栓子（血栓）として脳に飛んで閉塞を起こす．心房細動が最頻原因疾患である．脳血栓症と比較して急激に症状が完成する．

CT上は低吸収域を，MRIではT2強調画像にて高吸収域を示す（**図 4-3**）．

b. 脳出血

脳出血は，脳の動脈壁の線維素性壊死が出血の原因であるといわれている．

好発部位は被殻（外側型），次いで視床（内側型）で，すなわち中大脳動脈の分枝である線条体動脈（穿通枝）からの出血である（**図 4-4**）．若年者では脳動静脈奇形（☞ **Memo 1**）や，まれにはもやもや病（ウイリス動脈輪閉塞症）による脳出血がある．部位別の症状を**表 4-1**に示す．

CT上，脳実質に高吸収域を，MRIでは急性期には等信号を認め，その後，亜急性期からは高信号となる（**図 4-5**）．全脳卒中のうち，急性期CTが最も有用なのが脳出血である．発症は日中の活動中が多く，夜間，就寝中は少ない．症状の発現ならびに完成は脳梗塞に比べ急激である．脳出血と脳梗塞の鑑別点を**表 4-2**に挙げる．

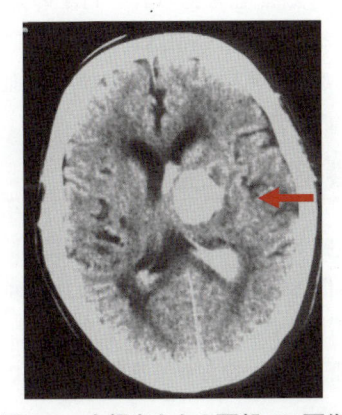

図 4-5 左視床出血の頭部 CT 画像
矢印の高吸収域

表 4-2 脳出血と脳梗塞の鑑別点

	頭蓋内出血		脳梗塞	
	脳出血	クモ膜下出血	脳血栓	脳塞栓
発症形式	急激	急激	緩徐が多い	急激
発症時刻	日中，活動時	種々	就寝時，起床時	種々
前駆症状	なし	なし	一過性脳虚血発作	なし
基礎疾患	高血圧症	高血圧症	脂質異常症，糖尿病	心房細動
意識障害	深い	多い，強い	軽度から中等度	多い，強い
頭痛	多い	強い	軽度	種々
嘔吐	しばしば	しばしば	時に	時に
巣症状	片麻痺	まれ	片麻痺	片麻痺
項部強直	多い	著明	少ない	種々
共同偏視	しばしば	なし	まれ	種々

Memo 1

脳動静脈奇形

通常，動脈はいきなり静脈につながるのではなく，毛細血管を経る．先天的に毛細血管が欠如するこの疾患では，ナイダスという異常血管の塊が毛細血管の代わりに動脈と静脈の間をつないでいる（図4-6）．この異常血管は脆弱で破れやすい．したがって，ここからの脳出血が多くなる．とくに若年性のクモ膜下出血・脳出血の原因として重要である．

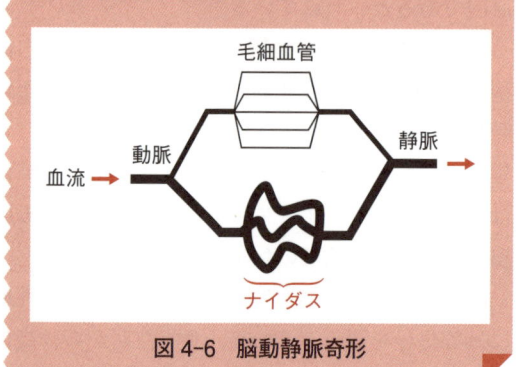

図 4-6 脳動静脈奇形

c. クモ膜下出血

クモ膜下出血は，脳動脈瘤（80％）または脳動静脈奇形からのクモ膜下腔への出血である．突発する激しい頭痛が特徴である．脳動脈瘤は脳底部に多い．脳動静脈奇形は若年者に多い．CTによる診断は，脳槽部の高吸収域である（図 4-7）．血管撮影を行って脳動脈瘤の部位診断と脳血管攣縮の確認を行う．脳血管攣縮は脳梗塞に似た虚血症状を起こす．

d. 一過性脳虚血発作（TIA）

一過性，局所性の脳血流障害によって起こる神経症状を一過性脳虚血発作（transient ischemic attack：TIA）という．これまで，24時間以内で症状が消失するものと定義されている．脳梗塞への移行率が高く，脳梗塞の前駆症状（警告兆候）と考えられている．血圧が上昇した時に発症するわけではない．

最近ではCT，MRIで病巣（梗塞巣など）がみられる例もあることが指摘され，すでに脳梗塞を起こしているとも考えられ，TIAの定義は変わりつつある．早期に脳梗塞に準じた抗血小板療法を開始するとともに，発症リスク（高血圧，糖尿病など）の管理を行う．

e. 慢性硬膜下血腫

慢性硬膜下血腫の多くはあまり意識しない程度の頭部外傷体験から3〜4週後に片麻痺などの神経症状が出現する．他の出血と異なり，静脈出血（架橋静脈出血）であり，進行は緩徐である．若

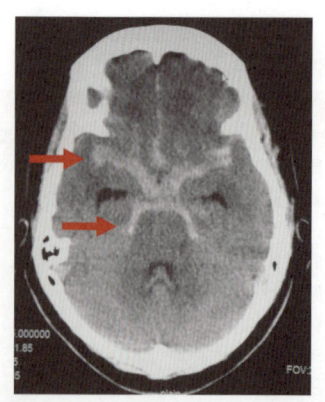

図 4-7 クモ膜下出血のCT画像
脳底部の脳槽に高吸収域がみられる（矢印）．

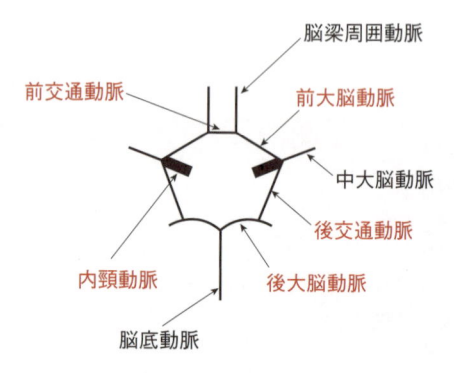

図 4-8 ウイリス輪
上の六（七）角形を形成する動脈の輪をウイリス輪と呼ぶ（ただし中大脳動脈，脳底動脈，脳梁周囲動脈を除く）．

A　脳血管障害

表 4-3　脳ヘルニアの種類・陥入部位・症状

ヘルニアの名称	陥入組織	症状
大脳鎌ヘルニア	帯状回	特徴的症状なし
中心性ヘルニア	中脳	縮瞳，除脳硬直
テント切痕ヘルニア	側頭葉内側面（鉤回）	動眼神経麻痺（瞳孔不同）
大後頭孔ヘルニア	小脳扁桃	呼吸・循環障害 除脳硬直，項部硬直

年者にもみられるが，多くは高齢者で多量飲酒者に多い．

この疾患における血腫の特徴は外側に凸で，凹レンズのような形をしていることである．内側に凸となる急性硬膜外血腫と異なっていることも鑑別点のひとつである．

f．もやもや病

内頸動脈系と椎骨動脈系は脳底部で吻合し，前後の脳循環はつながっている．この吻合している動脈による輪をウイリス（Willis）輪と呼ぶ（図4-8）．この一部に狭窄，閉塞が起こると，細い血管が不規則に発達し，「もやもや血管」と呼ばれる．これは脆弱で血流の十分な代償ができないため，小児期には虚血症状を，成人では出血を起こしやすい．これを「もやもや病」という．

2 頭蓋内圧亢進症状

脳梗塞による脳浮腫や脳出血の血腫で脳実質が圧迫されると，まず脳圧亢進症状が出現する．症状には，頭痛，嘔吐，痙攣，徐脈，眼底所見として視神経のうっ血乳頭，瞳孔不同などがある．これが進むと，いわゆる脳ヘルニアの状態になる（表4-3，図4-9）．

a．大脳鎌ヘルニアおよび中心性ヘルニア

正中で硬膜からなる大脳鎌により大脳上部内側面の帯状回が大脳鎌下縁を対側に越えて生じるヘ

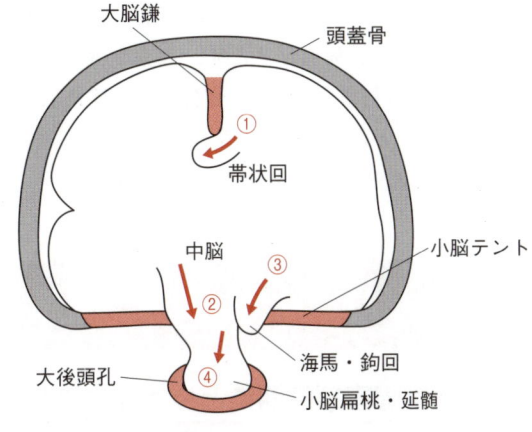

図 4-9　脳ヘルニア
①大脳鎌ヘルニア（帯状回ヘルニア）
②中心性ヘルニア
③テント切痕ヘルニア（鉤ヘルニア）
④小脳扁桃ヘルニア（大後頭孔ヘルニア）

ルニアを，大脳鎌ヘルニア（帯状回ヘルニア）という．また，正中付近で中脳が下方に向かって押し下げられる場合を中心性ヘルニアという．

b．テント切痕ヘルニア

テント切痕ヘルニア（鉤ヘルニア）では，小脳テントによって側頭下面の鉤回が圧迫を受ける．患側または対側の瞳孔散大，動眼神経麻痺などがみられる．また時には除脳硬直（p.5，図2-2参照）が起こることもある．

c．小脳扁桃ヘルニア

脳幹や小脳扁桃が大後頭孔に陥入した状態を小脳扁桃ヘルニアまたは大後頭孔ヘルニアという．この状態になると，呼吸・循環中枢が障害され，生命がおびやかされる．

3 麻 痺

片麻痺が最も多い（病巣と反対側）．延髄の錐体交叉以下の病変では，病巣と同側の麻痺が起こる．脳幹部の病変や大脳正中部に限局した病変では，四肢麻痺をきたすことがある．また，脳幹（視床）の障害により，それより上下の神経連絡が遮断され，除脳硬直をきたす．大脳が脳浮腫のため頭蓋に広汎に圧迫された場合には，除皮質硬直を起こすことがある（第2章A．意識障害の項参照）．一般に痙性麻痺である．

4 リハビリテーション関係

a．脳血管障害急性期にとりやすい肢位

①上肢：肩関節（内転・内旋位），肘・手指・手関節（屈曲・前腕回内位）

②下肢：股関節（外転・外旋位），膝関節（屈曲），足関節（底屈位）

b．良肢位保持（ポジショニング）

①上肢：肩関節30〜60度外転，肘関節軽度屈曲，手関節軽度背屈位にし，手指伸展・母指外転位にする．

②下肢：膝関節軽度屈曲位とし，緊張性迷路反射の影響による下肢伸筋緊張の亢進を抑制する．

B 脳腫瘍

脳腫瘍とは，頭蓋腔内に発生する腫瘍の総称で，年間 12～13/10 万人の割合で発生する．あらゆる年齢に発生するが，40～60 歳に好発し，やや女性に多い．

1 種類，分類

WHO 分類（2007 年）によると，原発性脳腫瘍と転移性脳腫瘍に大別され，さらに形態の類似性，組織発生，悪性度により細分化される（表4-4）．

①原発性脳腫瘍：頭蓋内に存在する神経上皮組織（神経細胞，グリア細胞），髄膜，末梢神経などから発生する腫瘍で，神経膠腫，髄膜腫，下垂体腺腫が代表的なものである（表 4-5）．

②転移性脳腫瘍：頭蓋外の原発巣から主に血行性に頭蓋内に転移した腫瘍で，原発巣として，肺癌，乳癌，大腸癌の頻度が高い．

2 症 状

①巣症状：腫瘍による局所の脳組織破壊に加えて，周辺脳の浮腫により，片麻痺，小脳症状，高次脳機能障害などがみられる．

②頭蓋内圧亢進症状：占拠性病変としての圧迫に加え，髄液循環障害による水頭症によっても発生する．頭痛，嘔吐，意識障害がみられ，増悪すると脳ヘルニアをきたし，死亡する場合もある．

3 画像診断

①CT：腫瘍は等あるいは低吸収域に描出され，造影効果がみられる．脳圧排所見として，脳溝の消失や脳室の変形が観察される．

②MRI：腫瘍は T1 強調画像では等信号～低信号，T2 強調画像では高信号域として抽出され，著明なガドリニウム造影効果を示す．腫瘍周囲の浮腫が明瞭に描出される．

③PET：positron emission tomography の略

表4-4 WHO 国際腫瘍組織分類委員会による悪性度分類（grading）

Grade I	腫瘍の成長は緩徐で，正常細胞とよく似た細胞を有しており，近傍組織内に拡がることはまれで手術により腫瘍を完全に摘出することが可能である．
Grade II	腫瘍は緩徐に成長しているが，近傍組織内に拡がり，さらにグレードの高い腫瘍になることが予想される．
Grade III	腫瘍は迅速に成長し，近傍組織内に拡がることがあり，腫瘍細胞は正常細胞とは非常に異なってみえる．
Grade IV	腫瘍は非常に活発に成長し，正常細胞とは非常に異なってみえる細胞を有しており成功裏に治療することは困難である．

表4-5 主な脳腫瘍

原発性脳腫瘍：8～10 人 / 人口 10 万人		
	分類	頻度
悪性	神経膠腫	約30％
良性	髄膜腫	約25％
良性	下垂体腺腫	約20％
良性	神経鞘腫	約10％
転移性脳腫瘍：約 4 人 / 人口 10 万人		

［日本脳神経外科学会・日本病理学会編：臨床・病理 脳腫瘍取扱い規約―臨床と病理カラーアトラス，第3版，金原出版，2010 より引用・作成］

で，癌細胞が正常細胞に比してブドウ糖代謝が高いことを利用して，ポジトロン核種を標識した薬剤［フルオロデオキシグルコース（fluorodeoxy-glucose：FDG）］の取り込みをPETカメラで撮影する．原発巣や転移巣の検索に有用である．

④血管造影：血管奇形との鑑別や，腫瘍の栄養動脈の描出や塞栓術も行われる．

4 治療

①手術治療：腫瘍摘出術を行い，可及的に腫瘍を減少させる．水頭症を合併している例は，髄液シャント術が行われる．オンマヤ（Ommaya）貯留槽設置術は髄腔内化学療法を目的として行われる．また，脳幹などの深部やeloquent areaの腫瘍では，画像誘導下定位的生検術が行われる（☞ Memo 2）．

②放射線治療：胚芽腫や髄芽腫，悪性リンパ腫などの脳腫瘍は放射線の感受性が高く，良好な治療効果が期待できる．従来のX線に加えて，ガンマ線（ガンマナイフ），粒子線なども用いられる（☞ Memo 2）．

③化学療法：血液脳関門の存在や神経細胞の薬物耐性の問題で脳腫瘍に対する化学療法は困難とされていたが，テモゾロミドの登場により重要性は再認識されている．

④その他の補助療法：免疫療法，温熱療法，遺伝子療法などが試みられ，症例によってはすぐれた治療効果を認めている．

⑤リハビリテーション：術後の機能障害や，廃用性筋萎縮に対してQOL重視のリハビリテーションが行われる．

（☞ Memo 3 参照）

5 神経膠腫（グリオーマ）

神経膠腫［グリオーマ（glioma）］は，脳内を

Memo 2

語句説明

①オンマヤ（Ommaya）貯留槽：頭皮下に留置するレザーバーで，接続したチューブの先端は脳室内に留置する．髄液の採取や，薬剤の脳室内投与が容易に行える．

②eloquent area：障害したり，切除すると明らかな症状を起こす領域のこと．言語野，視覚野，運動野などがある．

③画像誘導下定位的生検術：ナビゲーション技術を用いて，術中の現在地をリアルタイムに把握でき，また，特定の部位へミリ単位でアプローチできるため，eloquent areaや脳幹近傍の腫瘍に対しても安全に手術が施行できる．

④ガンマナイフ：定位的放射線治療を行う装置のひとつで，装置内に設置されたコバルト（^{60}Co）から放出されるガンマ線を1ヵ所に集中させ，病変部に一括高線量照射が可能である．周囲正常脳の機能を温存しつつ病変部だけを選択的に治療することができる画期的な治療機械である．

Memo 3

悪性度による治療方針の決定

悪性腫瘍は増殖能が高く，周囲正常脳に対して浸潤性に発育するため，正常脳との境界は不明瞭で全摘出は困難である．したがって，治療方針としては，ADLを障害しない範囲で手術によって可及的に摘出し，放射線・化学療法を追加する．しかし，集約的治療にかかわらず予後不良である．

良性腫瘍の場合，増殖能は低く，周囲正常脳との境界は明瞭である．多くの場合，周囲との癒着は少なく，深部でなければ全摘出は可能である．治療方針としては，手術によって可能な限り全摘出を行う．症例によっては，摘出により重要な神経障害の発生が予想され，腫瘍サイズが小さい場合（頭蓋底腫瘍など），定位放射線治療（ガンマナイフなど）が行われる場合もある．全摘出されれば予後良好であるが，良性であっても術後数年間の画像フォローが必要である．

表 4-6　神経膠腫の組織学的グレード

	グレード	5年生存率	診断からの平均的予後
良性 ↑↓ 悪性	Grade1 Grade2 Grade3 Grade4	約70% 約20% 約10%	5年〜 2〜3年 6〜15ヵ月

浸潤性にかつ急速に発育する悪性腫瘍である．組織学的にグレード4は神経膠芽腫で，さまざまな集学的治療にもかかわらず過去30年間治療成績の改善がみられない（表4-6）．治療方法を下記に示す．

① 手術による摘出（95%以上の摘出）
② 放射線治療（拡大局所に60Gy）
③ 化学療法（テモゾロミド）
④ 免疫細胞療法，ワクチン療法，遺伝子治療など

（☞ Memo 4 参照）

6　髄膜腫

クモ膜の表層細胞から発生する髄膜腫（meningioma）は，被膜を有する良性腫瘍で，周辺脳を圧排しながら緩徐に発育する．成人女性に多い．約9%が多発性，1%が悪性化する．

① 症状（巣症状）：運動野近傍に存在する場合は，焦点性てんかん，運動麻痺がみられ，前頭葉に存在する場合は，認知症様症状を呈することが多い．

② 好発部位：傍矢状洞部，円蓋部，大脳鎌部，蝶形骨縁，鞍結節などの硬膜に沿って発生する．

③ 治療：腫瘍を硬膜付着部を含めて全摘出する．腫瘍摘出度（Simpson, 1957）と再発率には有意な相関がみられ，硬膜付着部を処理しないと約30%に再発する．悪性髄膜腫では再発，血行性転移があり，術後放射線治療が必要である．

7　聴神経鞘腫

頭蓋内神経鞘腫の95%を占める聴神経鞘腫（acoustic neurinoma）は，前庭神経のシュワン（Schwann）細胞由来の良性腫瘍である（☞ Memo 5）．内耳孔に発生して，小脳橋角部に突出して発育する．進行は緩徐である．発育段階として，第Ⅰ期（耳鳴・難聴）〜第Ⅳ期（水頭症，頭蓋内圧亢進）に分類される．

治療は，後頭下開頭術による腫瘍摘出術を行う．腫瘍被膜に癒着している顔面神経を温存することが重要である．2cm以下のものではガンマナイフによる放射線治療も考慮する．

Memo 4　グリア細胞

神経膠細胞とも呼ばれ，神経系を構成する神経細胞以外の細胞の総称である．ニューロンと同様，神経幹細胞より分化する．星状膠細胞（astrocyte），希突起膠細胞（oligodendrocyte），小膠細胞（microglia），上衣細胞などの種類がある．ニューロンの隙間を埋め，ニューロンの代謝を仲介するとともに支持組織としても働いている．グリアの役割として，神経細胞の支持，神経栄養因子の分泌，髄鞘の構成，血液脳関門の構成などのほか，シグナル伝達にもかかわっていることが示されている．

Memo 5　シュワン細胞

末梢神経細胞の軸索を取り囲むグリア細胞で，脳や脊髄などの中枢神経系には存在しない．末梢神経ではシュワン細胞が髄鞘を形成するのに対し，中枢神経内では，希突起膠細胞が髄鞘を作る．髄鞘を要する有髄神経では，髄鞘によって軸索が絶縁され，軸索の電気容量が減少するため，神経伝導速度が飛躍的に増加する．

8 下垂体腺腫

下垂体腺腫（pituitary adenoma）は，成人のトルコ鞍部に発生する良性脳腫瘍である．内分泌機能を持つ機能性腺腫（80％）と内分泌機能を持たない非機能性腺腫（20％）がある．機能性下垂体腺腫は内分泌症状が早期に出現し，微小腺腫として発見される．非機能性下垂体腺腫は視神経交叉部を圧迫して視交叉症候群で発見される．機能性腺腫の分泌ホルモンとしては，プロラクチン（prolactin：PRL），成長ホルモン（growth hormone：GH），副腎皮質刺激ホルモン（adrenocorticotropic hormone：ACTH）の順に多い．

a．下垂体腺腫の発育過程

下垂体腺腫は下垂体前葉に発生し，直径が10mm以下の微小腺腫からゆっくりと増大し，トルコ鞍内を充満するとトルコ鞍は拡大し始め（風船様拡大 ballooning），腫瘍がトルコ鞍の鞍隔膜を越えて鞍上部に伸展すると，視交叉が圧迫され特徴的な両耳側半盲がみられるようになる．さらに鞍上部に大きく伸展すると，モンロー（Monro）孔を圧迫して水頭症をきたすようになる．一方，下垂体窩の外側壁を形成する海綿静脈洞へ伸展（側方伸展）すると，全摘出は困難となる．

b．症　状

1．非機能性腺腫
①下垂体機能低下症：性欲減退，無月経，易疲労性
②視交叉症候群：両耳側半盲，視神経萎縮

2．機能性下垂体腺腫（ホルモン過剰分泌による内分泌症状）
①PRL：無月経，乳汁分泌

Memo 6
ハーディの手術

経蝶形骨洞下垂体腫瘍摘出術は，下垂体腺腫に対するスタンダードな手術方法であり，鼻腔から蝶形骨洞を経由してトルコ鞍底に到達する方法である．1960年代にカナダの脳外科医Dr.Hardyにより始められたが，実際に普及したのは，1970年代になって，手術顕微鏡の登場と優れた抗生物質の開発を待ってからである．開頭手術に比して，脳損傷の危険性がなく安全で，視機能の温存も可能で，革命的な手術であった．最近は，顕微鏡に代わって，内視鏡下に摘出を行う endoscopic TSS（eTSS）が普及し，手術成績の向上につながっている．

②GH：巨人症，末端肥大症
③ACTH：クッシング（Cushing）症候群
④TSH：甲状腺機能亢進症

c．治　療

経蝶形骨洞下垂体腫瘍摘出術（transsphenoidal surgery：TSS）［ハーディ（Hardy）の手術］（☞Memo 6），薬物治療（ドパミン作動薬）

9 転移性脳腫瘍

血行性転移が主体で，原発巣として，肺癌（40％），乳癌（10％），消化器癌（胃腸）（9％）が多い．原発不明も10％程度ある．2/3は多発性転移である．転移しやすさは，黒色腫，悪性絨毛上皮腫，肺癌，乳癌の順である．

治療は，腫瘍摘出により，有意義な生活が望める場合は手術適応となる．3cm以下の転移巣に対しては，ガンマナイフの適応がある．

C 頭部外傷

1 頭部外傷の現状

わが国の0～19歳人口の死因の第1位は不慮の事故であり，20～34歳人口死因でも上位3位以内である（『国民衛生の動向2012/2013年版』より）．この約半数が頭部外傷（head injury）によるもので，重篤な後遺症障害例は，死亡者の2～10倍にのぼり，頭部外傷が社会に与える損失は計り知れない．

受傷原因は①交通事故（約60％），②転落・転倒（約30％）で，また，交通事故のうち半数は自転車，二輪車の関連するものである（『日本外傷データバンクレポート2012』より）．交通事故の死者は減少傾向にあるが，発生件数，負傷者数は増加傾向にあるのが現状である．

2 頭部外傷時の一次性脳損傷と二次性脳損傷

頭部外傷の最終予後は，一次性脳損傷と続発する二次性脳損傷により決まる．

①一次性脳損傷：加わる外力と生体側の条件（年齢，性，受傷時の状況など）により決まる．頭蓋骨，軟部組織，脳実質，血管などの機械的な破壊で，脳挫傷や軸索損傷もここに含まれる．

②二次性脳損傷：引き続いて発生する出血，虚血，浮腫などによる脳損傷で，多発外傷，低血圧，低酸素，感染，痙攣などで増悪する．治療対象となる病態である．

頭部外傷の治療の主眼は続発する二次性脳損傷の予防と治療である．

3 外傷性脳損傷の分類

Gennarelli の分類（表4-7）が有用であるが，古典的には，外傷後の意識経過を重視した荒木らによる頭部外傷の分類も使用される．

4 頭部外傷の基本的な治療方針と予後

緊急手術が必要となるのは開放性脳損傷，頭蓋

表4-7 外傷性脳損傷の Gennarelli の分類

1. 骨傷（頭蓋損傷）
    1) 円蓋部骨折
       線状骨折
       陥没骨折
    2) 頭蓋底骨折
2. 局所性脳損傷
    1) 硬膜外血腫
    2) 硬膜下血腫
    3) 脳挫傷
    4) 脳内血腫
3. びまん性脳損傷
    a. 軽症脳振盪
       意識障害を伴わない一時的な神経症状
    b. 古典的脳振盪
       6時間以内の意識障害を伴う，一時的，可逆的神経症状
    c. びまん性軸索損傷
       6時間以上の持続的意識障害
       1) 軽症びまん性軸索損傷：受傷後昏睡が6～24時間．死亡はまれだが，永続する記憶障害，心理障害，神経障害を残す
       2) 中等度びまん性軸索損傷：脳幹症状（除脳，除皮質肢位）を伴わない，受傷後24時間以上持続する昏睡
       3) 重症びまん性軸索損傷：脳幹症状を伴い，24時間以上持続する昏睡

[Gennarelli TA：Cerebral concussion and diffusebrain injuries. Cooper PR(ed): Head Injury, pp.137-158, Williams&Wilkins, 1993 より引用]

内血腫（硬膜外血腫，硬膜下血腫，脳内血腫）に限られる．その他は，二次的脳損傷を発生させないように保存的療法を行う．

Glasgow Coma Scale（GCS）は，加算点数が多くの疾患において死亡率に相関し，重症度評価として広く世界に普及している．頭部外傷においても広く利用され，生命予後は，GCS＞8であれば良好，GCS＜7は重症頭部外傷，GCS＜3では回復不能であるとされる（GCSについてはp.4，第2章A②b項参照）．

5 頭蓋骨骨折と頭蓋内合併症

頭蓋骨は，頭蓋冠（ドーム型の部分）と，頭蓋骨の底面である頭蓋底部分よりなる．頭蓋骨骨折は，頭蓋冠に発生する骨折（円蓋部骨折）と，頭蓋底部に発生する頭蓋底骨折に分類される．

①円蓋部骨折：線状骨折，陥没骨折，縫合離開骨折などがある．限局的な衝撃により脳が圧迫され，脳組織が挫滅したり，骨折に伴って血管が損傷され，脳挫傷，硬膜外血腫，硬膜下血腫が合併する．

②頭蓋底骨折：頭蓋底の神経の通過する孔に骨折が発生すると，第Ⅰ，Ⅱ，Ⅶ，Ⅷ脳神経の損傷をきたし，嗅覚脱失，視力低下，顔面麻痺，難聴などがみられる．また，頭蓋底硬膜が損傷されると，髄液漏，気脳症，髄膜炎が合併する．目の周りが黒くなるパンダの目徴候や，耳の後ろの生え際が黒くなるバトル徴候（Battle sign）は頭蓋底骨折を疑う徴候とされる．

その他の注意すべき骨折として，吹き抜け骨折（browout fracture）がある．眼窩への前方からの鈍的外傷が加わり，眼窩底に骨折を生じ，眼球運動障害，眼球陥没，複視などを生じる．眼窩内容が上顎洞内に陥入することにより発生するため，早期に陥入組織の整復手術を行う．

6 局所性脳損傷

1．急性頭蓋内血腫（図4-10）

①急性硬膜外血腫：骨折による硬膜損傷により中硬膜動脈，硬膜静脈洞から出血する．経過中に意識清明期（lucid interval）をみるのが特徴とされる（☞Memo 7）．早期の血腫除去により救命が可能である．

②急性硬膜下血腫：脳表損傷または架橋静脈の損傷により発生する．多くは早期より意識障害が認められ，意識清明期がみられることはまれである．脳損傷を伴い，早期の血腫除去でも予後不良である．

③外傷性脳内血腫：限局性衝撃によって発生し

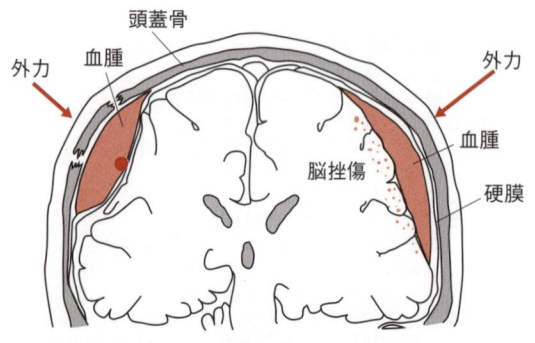

図4-10 外傷性頭蓋内血腫
硬膜外血腫（左）と硬膜下血腫（右）を冠状断画像で示す．硬膜外血腫は骨折に伴う硬膜動脈（●）の破綻によって生じ，血腫は凸レンズ型を呈する．硬膜下血腫は架橋静脈や脳挫傷による脳表血管の破綻によって生じ，三日月形の血腫を形成する．

Memo 7

意識清明期

頭部外傷後にまったく無症状か，ごく短期間の軽い意識障害のみで回復し，数時間のうちに急激に意識障害が出現し，増悪することがある．このように，意識障害をきたす前に，意識がはっきりしている時期があることを意識清明期と呼び，急性硬膜外血腫の特徴とされる．

た脳実質内出血である．このうち受傷後早期から血腫となったもの（早発型）が20％，脳挫傷の出血斑が拡大融合して血腫化したもの（挫傷型）が40％，受傷後2〜3日を経て血腫が形成されるもの（遅発型）が30％である．

2．脳挫傷

衝撃による局所脳組織の挫滅をきたした状態で，外力の加わった側にできる直撃損傷（coup injury）と反対側に生じる対撃損傷（contrecoup injury）がある．出血を伴い，血腫を形成し外傷性脳内血腫となる場合もある．症状は重篤で，血腫と挫傷部および周囲脳の浮腫のため頭蓋内圧亢進をきたし，運動麻痺や言語障害，意識障害がみられる．最悪の場合は，脳ヘルニアをきたし死にいたる場合がある．

7 びまん性脳損傷

①脳振盪：一過性意識障害と逆行性健忘症をみるが，CT，MRIで異常を認めない．

②びまん性脳組織損傷：びまん性軸索損傷とも呼ぶ．脳挫傷が局所の加速度衝撃（直撃損傷や対撃損傷）によって発生するのに対し，びまん性脳損傷は頭部に回転性の外力が加わる回転加速度衝撃により発生する．転倒や自動車の衝突事故で多くみられる．脳組織間に剪断力が作用して軸索の断裂などが発生し，微小血管が損傷され小出血やクモ膜下出血がみられる．受傷直後より意識が消失し，種々の程度の脳幹症状を伴う．6時間以上の意識障害で疑う．保存的治療が主体となる．急性期死亡率は40％で，救命されても約30％が植物状態に移行し，重症型でGCS＜5以下の場合生存率が低い．

8 頭部外傷続発症

頭部外傷後遺症が，病変が治癒した後に症状を残すものをいうのに対し，頭部外傷続発症とは，外傷を契機として発生した新たな病態であり，独自の治療を要するものを指す．代表的なものとして，以下のものがある．

①外傷性てんかん：脳損傷部が治癒した後，それが焦点となって発生するてんかんを外傷性てんかんと呼ぶ．脳挫傷後の瘢痕，脳と硬膜の癒着，脳内異物などが焦点となり，外傷後一定期間を経過した後に発症する（受傷後2年以内に80％発生）．小児では，脳の刺激により受傷後早期（1週間以内）にてんかん発作をみることがあり，早期てんかんと呼んで区別している．

②慢性硬膜下血腫：外傷後2〜4週後，記銘力低下，性格変化などの精神症状がみられ，進行すれば片麻痺，頭蓋内圧亢進症状がみられる．軽微な外傷によっても発症し，高齢者，アルコール多飲者，肝機能障害，血液凝固異常を有する患者で頻度が高い．頭部CTにて診断は容易で，治療方法としては，局所麻酔下に穿頭血腫除去ドレナージ術が行われるが，再発例もみられる．

③脳脊髄液減少症：交通事故後，長時間経っても，頭痛，頸部痛，めまい，集中力低下などの症状が続き，治療が効果を示さない患者の少なくとも一部は脳脊髄液減少症であるといわれる．多彩な不定愁訴を訴えるが，起座位で悪化し，臥位で軽快することが多い．診断として，頭部造影MRIで肥厚した硬膜造影所見や硬膜下水腫がみられるほか，RI脳槽シンチグラムで髄液の漏れが検出できれば確定診断となる．治療としては，安静と水分補給のほか，ブラッドパッチ（硬膜外自家血注入）が行われ，有効例がみられる．

D 正常圧水頭症

1 水頭症とは

　髄液は脳室の脈絡叢で産生され，脳室を経由してクモ膜下腔に出て，脳表のクモ膜下腔に達して，クモ膜顆粒から吸収されて静脈内に戻っている（図4-11）．脳脊髄液の循環障害により，脳脊髄液が脳室やクモ膜下腔に貯留した状態が水頭症である．水頭症は，髄液吸収障害を原因とする交通性水頭症と，髄液通過障害を原因とする閉塞性（非交通性）水頭症に大別される．

2 正常圧水頭症

　正常圧水頭症（normal pressure hydrocepalus：NPH）とは，髄液循環障害に起因する脳室拡大を伴う疾患で，適切なシャント術により症状の改善を得る可能性のある症候群である．原因の有無により特発性と二次性に分類される．
　①特発性：原因の明らかでないもの．
　②二次性：クモ膜下出血や髄膜炎などの先行疾患を有するもの．

3 正常圧水頭症の診断

　①症状：歩行障害，認知障害および尿失禁の1つ以上を認める．
　②画像診断：脳室拡大（Evans index＞0.3）がみられ，シルビウス（Sylvius）裂の拡大はあるが，高位円蓋部脳溝は狭小化している（図4-12）（Evans index＝両側脳室前角間最大幅／その部位における頭蓋内腔幅）．
　③腰椎穿刺：髄液圧は200mmH$_2$O以下で細胞蛋白の増加なし．CSFタップテスト（髄液排除テスト）（☞ Memo 8）で症状の改善を認める．
　④CT脳槽造影：造影剤を髄腔内に投与した後，経時的に脳室内逆流や脳槽，クモ膜下腔内での停滞がみられれば，髄液循環障害が疑われる．

4 正常圧水頭症の3徴候

　①歩行障害：94〜100％のほとんどの患者でみ

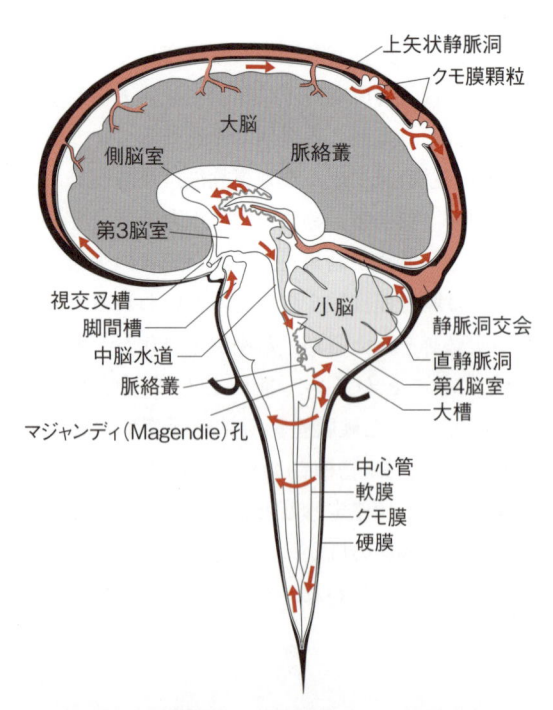

図4-11　脳室およびクモ膜下腔と髄液循環
（坪川孝志：新脳神経外科学, p.34, 日本医事新報社, 1996）

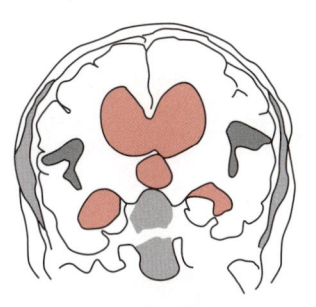

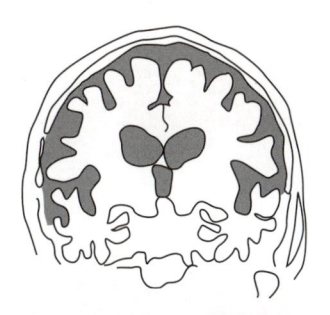

a. 正常圧水頭症　　　　　b. アルツハイマー型認知症

図4-12　正常圧水頭症のMRI所見

正常圧水頭症では，シルビウス裂の拡大はみられるが，頭頂部の脳溝とクモ膜下腔は狭小化している．アルツハイマー（Alzheimer）型認知症では，脳萎縮が高度で，頭頂部の脳溝やクモ膜下腔の拡大もみられる．

Memo 8

CSFタップテスト

正常圧水頭症の診断に有用な方法として，腰椎穿刺により髄液を排除し，症状の改善の有無をみるものである．ガイドラインでは，単回の施行で，1回の排液量は30mLまたは終圧0としている．歩行障害の評価はUp＆Goテスト，認知障害の評価はミニメンタルステート検査（MMSE）が用いられる．

られ，小刻み歩行，開脚歩行，不安定歩行が特徴である．

②認知障害：69～98％の高頻度にみられる．集中力低下，注意機能障害，記憶障害が中心である．

③尿失禁：54～83％にみられる．切迫性尿失禁である．

5　水頭症の治療

正常圧水頭症の治療は手術が主体で，そのほかに有効な治療方法はない．

髄液シャント手術として，脳室-腹腔短絡術（ventricular-peritoneal shunt：V-Pシャント），腰椎-腹腔短絡術（lumb-peritoneal shunt：L-Pシャント）が行われる．シャントシステムとしては，流量調節バルブとして，圧固定式と可変式のものがある．また，座位または立位で流量過多になるのを防ぐため，抗サイフォン装置を組み込むことがある．

6　症状別改善度（予後）

シャント術の効果持続については，術後5年で，72～91％と報告されている．術後神経症状の改善度は，歩行障害（58～90％），認知障害（29～80％），尿失禁（20～78％）の順に良好である．

E 認知症

1 認知症とは

認知症とは「一度正常に達した認知機能が後天的な脳の障害によって持続的に定義し，日常生活や社会生活に支障をきたすようになった状態を言い，それが意識障害のない時にみられる」と定義される（認知症疾患治療ガイドライン，2010）．

認知症の主症状は記憶障害であるが，それ以外にも思考，見当識，理解，計算，学習，言語，判断などの高次脳機能が障害される．

2 「加齢による認知機能の低下」との違い

単なる加齢による認知機能の低下，すなわち「歳のせいによる，もの忘れ」と「認知症」では，以下の点で異なっている．

①加齢による「もの忘れ」は，体験全体を忘れることでなく，何かのヒントにより，後に思い出すことができる［アルツハイマー（Alzheimer）病を含む認知症の場合，ヒントをもらっても，思い出すことができない］．

②加齢性の場合は，日常生活で支障をきたすことはない．

③生理的な脳の老化なので，加齢によるもの忘れは進行しない（アルツハイマー病をはじめとした認知症の場合，もの忘れは進行する）．

3 認知症をきたす疾患

認知症をきたす代表的疾患は，表4-8に示すとおりである．各疾患に関しては，後の 6 の項で詳述する．

表4-8 認知症をきたす主な疾患

中枢神経変性疾患
アルツハイマー病
レビー小体型認知症
前頭側頭葉変性症
パーキンソン（Parkinson）病
進行性核上性麻痺
大脳皮質基底核変性症
ハンチントン（Huntington）舞踏病
多系統萎縮症
脳血管障害
脳梗塞
脳出血
クモ膜下出血
慢性硬膜下出血
正常圧水頭症
低酸素あるいは無酸素脳症*
感染症疾患
クロイツフェルト・ヤコブ（Creutzfeldt-Jakob）病
神経梅毒
HIV脳症
ウイルス性脳炎
細菌性髄膜脳炎
中毒性症候群
慢性アルコール中毒
頭部外傷
脳腫瘍

*呼吸不全や一酸化炭素中毒などにより，脳が低酸素状態になり，認知症をはじめとする神経症状を呈する．

4 認知症診療で用いる機能評価のための検査

a. 質問式のスクリーニング検査

ミニメンタルステート検査（Mini-Mental State Examination：MMSE）と改訂長谷川式簡易知能評価スケール（HDS-R）が代表的である．

1. ミニメンタルステート検査（MMSE）

図4-13に示すとおり，11の検査項目で構成されている．満点は30点で，24～30点は正常，23点以下であれば認知機能障害ありとみなす．

2. 改訂長谷川式簡易知能評価スケール（HDS-R）

図4-14に示すとおり，9つの設問で構成されている．満点は30点で，21～30点は正常，20点以下であれば認知機能障害ありとみなす．

b. その他の神経心理検査

1. 三宅式記銘力検査

言語性の記銘力を調べる検査である．

たとえば，「桜-ガラス」といった言葉の対を記憶した後，次に「桜」と言われると，「ガラス」と答えなければならない．

言語のみを用いる課題であるので，失語症があれば，正確な評価をすることができない．

2. コース（Kohs）立方体組み合わせテスト

動作性の知能検査である．積み木を組み合わせる検査なので，失語症などの言語の障害があっても，適切に機能を評価することができる．

3. ウェクスラー成人知能検査第3版（Wechsler Adult Intelligence Scale-Third Edition：WAIS-Ⅲ）

WAIS-Ⅲ（ウェイス・スリー）は16～89歳の成人用の知能検査で，言語性と動作性の項目がある．

---

1. 日時の見当識（5点）
   今年は何年ですか．
   いまの季節は何ですか．
   今日は何曜日ですか．
   今日は何月何日ですか．
2. 場所の見当識（5点）
   ここは何県ですか．
   ここは何市ですか．
   ここは何病院ですか．
   ここは何階ですか．
   ここは何地方ですか．
3. 記憶（即時再生）（3点）
   物品名を3個（例：桜，猫，電車）
   ［1秒間に1個ずつ言う．その後，被験者に繰り返させる．正答1個につき1点を与える．3個すべて言えるまで繰り返す（6回まで）］．
4. 7シリーズ（5点）
   100から順に7を引いていく．5回できれば5点．
   間違えた時点で打ち切り．
   あるいは「フジノヤマ」を逆唱させる．
5. 記憶（遅延再生）（3点）
   設問3で示した物品名を再度復唱させる．
6. 呼称（2点）
   時計と鉛筆を順に見せて，名称を答えさせる．
7. 短文の復唱（1点）
   次の文章を繰り返す．
   「みんなで，力を合わせて綱を引きます」
8. 短文聴覚理解（3点）
   3段階の命令を口頭で伝え，すべて聞き終わってから実行する．
   「右手にこの紙を持ってください」
   「それを半分に折りたたんでください」
   「机の上に置いてください」
9. 短文の読解（1点）
   次の文章を読んで実行させる．
   「眼を閉じなさい」
10. 文章作成（1点）
    何か文章を書いてください．
11. 図形模写（1点）（重なった五角形の模写）
    次の図形を書き写してください．

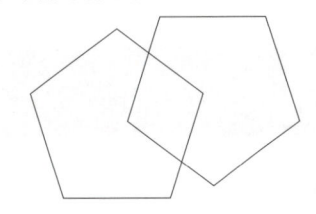

図4-13　ミニメンタルステート検査（MMSE）
(Folstein, MF et al：J Psychiat Res 12：189，1975．
森　悦朗ほか：神経心理学 1：82-90，1985より引用)

1. お歳はいくつですか？（2年までの誤差は正解）
2. 今日は何年の何月何日ですか？何曜日ですか？
   （年，月，日，曜日が正解でそれぞれ1点ずつ）
3. 私たちが今いるところはどこですか？
   （自発的に出れば2点，5秒おいて，家ですか？病院ですか？施設ですか？の中から正しい選択をすれば1点）
4. これから言う3つの言葉を言ってみてください．あとでまた聞きますのでよく覚えておいてください．
   （以下の系列のいずれか1つで，採用した系列に○印をつけておく）
   1：a) 桜　b) 猫　c) 電車
   2：a) 梅　b) 犬　c) 自転車
5. 100から7を順番に引いてください．
   （100引く7は？それからまた7を引くと？と質問する．最初の答えが不正解の場合は打ち切る）
6. 私がこれから言う数字を逆から言ってください．
   （6-8-2，3-5-2-9）（3桁逆唱に失敗したら打ち切る）
7. 先ほど覚えてもらった言葉をもう一度言ってみてください．
   （自発的に回答があれば各2点．もし回答がない場合以下のヒントを与え，正解であれば1点）
   a) 植物　b) 動物　c) 乗り物
8. これから5つの品物を見せます．それを隠しますので何があったか言ってください．（時計，鍵，タバコ，ペン，硬貨など相互に無関係なもの）
9. 知っている野菜の名前をできるだけ多く言ってください．
   （答えた野菜の名前を右欄に記入する．途中で詰まり，約10秒間待っても出ない場合にはそこで打ち切る）
   5個までは0点，6個＝1点，7個＝2点，8個＝3点，9個＝4点，10個＝5点

図4-14　改訂長谷川式簡易知能評価スケール（HDS-R）

（加藤伸司ほか：老年精神医学雑誌　2：1339-1347，1991より引用）

表4-9　記憶内容の分類

1. 陳述記憶
1) エピソード記憶
2) 意味記憶
2. 非陳述記憶
1) 手続き記憶
2) プライミング

Memo 9

記憶の分類

記憶は，大きく陳述記憶と非陳述記憶に分類される．

陳述記憶は，さらに，エピソード記憶と意味記憶に分類される．

エピソード記憶とは，個人的体験や社会的出来事についての記憶である．

［例］自伝的出来事：昨日，誰とどこへ出かけた，本日の昼食の内容など

社会的出来事：ロンドンオリンピック，東日本大震災など

意味記憶とは，言葉や概念についての記憶である．

［例］「日本の首都は東京である」「百人一首で暗記した和歌」など

非陳述記憶のうち，手続き記憶とは，いわゆる「体で覚える記憶」のことである．反復訓練によって獲得することができる．

［例］自転車に乗る，お箸を使う，泳ぐなど

5 認知症の症状

a. 中核症状

1. 記憶障害

記憶は，表4-9に示すように分類される（☞ Memo 9）．

アルツハイマー病などの初期の主症状である．

「物をどこに置いたか忘れてしまう」といった記憶障害とは，エピソード記憶の障害のことである．病状が進行すると，意味記憶も障害されてくる．

2. 見当識障害

見当識とは，自分の現在の状況（人，時，場所など）を判断する能力のことである．見当識障害は，認知症疾患だけでなく，せん妄などの意識障害のある場合にも認められる．

3. 言語機能の障害（失語を含む）

変性性認知症（後述の前頭側頭葉認知症などで多くみられる）で，失語症状を前景として発症す

る場合がある．認知症が進行し，失語が高度になると，以下のような言語症状を呈する．

　①滞続言語：刺激に対して，同じ言葉を何度も繰り返すこと．

　［例］自分の名前を聞かれて答えた後に，自分の住所を聞かれても，自分の名前を繰り返して答える．

　②反響言語（エコラリア）：質問した相手の言葉を，そのままオウム返しに言うこと．

　［例］「これは何ですか」と質問されると，「これは何ですか」と答える．

　③語間代：言葉の終わりや中間の音節を繰り返す発語障害のこと．

　［例］「ありがととととととと」といった発語になる．

　反響言語，滞続言語は，前頭側頭葉変性症でみられやすい症状である．一方，語間代は，アルツハイマー型認知症でみられやすい症状である．

4．失行，失認

　定義などは，第2章の高次脳機能障害の項を参照されたい．

　障害された病巣によって，失行，失認などが出現する．変性性認知症などでは，最終的に失行や失認が進行し，日常生活が困難になる．

5．実行機能の障害，前頭葉機能の障害

　前頭葉に主病変がある場合，自発性低下，脱抑制，性格変化，社会的逸脱行動などが生じる．上述の反響言語と滞続言語とあわせて，脱抑制，性格変化などの前頭葉症状は，前頭側頭葉変性症でよく認める症状である．

b．周辺症状

　周辺症状（behavioral and psychological symptoms of dementia：BPSD）とは，認知症に伴う行動・心理症状のことで，最も問題となる症状である．通常，中核症状が出現した後に，認められることが多い．

1．幻　覚

　最も多いのは，幻視である（例：勝手に家の中に子供が入っているなど）．とくに，レビー（Lewy）小体型認知症では，アルツハイマー病と比較して，幻視症状が特徴的である．

2．妄　想

　認知症患者で一番多い妄想は，「物盗られ妄想」である．記銘力低下関連として生じることが多い（例：自分が置き忘れたにもかかわらず，自分の財布が盗まれたなどと言う）．

3．徘　徊

　ウロウロと歩き回る状態をいう．不安，不穏などから，じっとしていられずに動き回ったり，地理的見当識障害のため，迷って歩き回る．

4．不安，焦燥，うつ

5．せん妄（とくに夜間）

　せん妄とは，急性に起こる可逆性の意識混濁のことである．幻覚，妄想，不穏，精神運動興奮などを呈する．とくに，夜間に増悪する夜間せん妄の形をとることが多い．入院などの環境変化に伴い，昼間に家族がいる時はしっかりしているにもかかわらず，夜になると，夜間せん妄状態に陥り，不穏になって暴れたり，奇声をあげたり，洋服を脱いだりして，問題になることが多い．

6．暴言，暴力

6　疾患各論

a．アルツハイマー病

1．概　念

　認知症をきたす代表的な脳変性疾患である．原因の第1位であり，増加傾向にある．50歳以上に発症することが大半で，女性に多い．

2．原　因

　脳にβアミロイドという蛋白が沈着するという，アミロイドカスケード仮説が最も有力である．

3．病　理

　老人斑とアルツハイマー神経原線維変化の2つ

が特徴所見である．

4. 症　候

早期から記憶障害がみられることが特徴である．進行にするにつれて，その他の高次脳機能障害や精神症状を呈するようになる．症状は徐々に進行するが，後述する脳血管型認知症は階段状に悪化することが多い．

以下のような経過をたどって，進行性に悪化する．

①第1期
ⓐ記憶障害：記銘力，近時記憶，とくにエピソード記憶（5 認知症の症状の記憶障害の項を参照）が障害され，物の置き場所を忘れたり，同じことを何度も話すなどの症状が出現する．
ⓑ見当識障害：時間や場所に対する見当識が出現するため，日付などがわからなくなる．
ⓒ精神障害：抑うつ状態になったり，逆に怒りやすくなったりすることがある．

②第2期
ⓐ記憶障害：記銘力，近時記憶障害はさらに進行する．遠隔記憶も，近い順から障害される．遠隔記憶とは，数ヵ月以上から年単位の昔の出来事に関する記憶のことで，たとえば，息子の結婚式が，何年前に，どこであったか，などである．
ⓑ失語，失行，失認：失語のため，言葉が思い出せず，迂遠なものの言い方になったりする．失行のため，日常生活物品の使用が苦手になる．地誌的失見当識のため，道に迷ったり，計算が苦手になるなどの高次脳機能障害が出現する．
ⓒ実行機能障害：実行機能が障害されるため，家事，仕事を円滑に遂行することができなくなる．
ⓓ精神障害（BPSD．5 認知症の症状の周辺症状の項を参照）：行動症状（攻撃性，不穏，焦燥，徘徊，性的脱抑制，罵る，つきまとうなど），心理症状（不安，抑うつ気分，幻覚，妄想など）．

③第3期
座位保持困難，歩行不能となり，寝たきりになる．嚥下障害．尿便失禁．

5. 画像検査

頭部MRI所見で，初期から側頭葉内側部の萎縮を認める（図4-15矢印）．

6. 予　後

進行性の経過をとる．発症後の平均生存期間は，8～10年とされている．誤嚥性肺炎などの感染症や全身衰弱などで死亡することが多い．

b. レビー小体型認知症

1. 概　念

レビー小体型認知症（dementia with Lewy bodies：DLB）は，認知症をきたす脳変性疾患の中で2番目に多い．アルツハイマー病とともに増加している．

2. 病　理

多数のレビー小体が，大脳皮質や脳幹に認められる．

3. 症　候

注意障害，認知障害は，記憶障害で始まることが多い．症状が変動しやすいことが特徴である．初期から，幻視が出現することが多い（人物，虫，小動物などがみえることが多い）．アルツハイマー病より多く認める症状である．また，パーキンソニズム（固縮，無動など）を示す．

4. 予　後

進行性の経過をとる．誤嚥性肺炎などの感染症や全身衰弱などで死亡することが多い．アルツハイマー病と比べて，進行が速い．

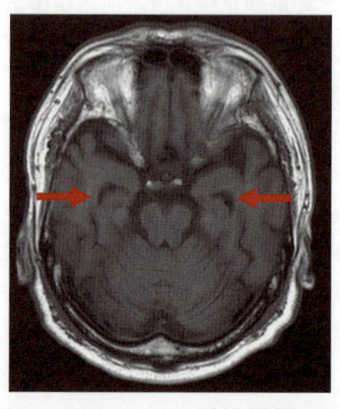

図4-15　アルツハイマー病の頭部MRI画像

c. 前頭側頭型認知症

1. 概　念
　前頭側頭型認知症（frontotemporal dementia：FTD）とは，認知症をきたす脳変性疾患のうちで，脳の前方部（主に前頭葉と側頭葉）に優位な変性をきたすものをいう．非アルツハイマー型である．ピック（Pick）病もこの中に含まれる．

2. 症　候
　①性格（人格）変化：無関心，他人への思いやりの欠如など．
　②行動異常：身なりをかまわない，反社会的行動，常同行為，食餌嗜好の変化など．
　反社会的行動とは，人前で知らない男性に抱きつく，万引きなどの逸脱行動のことである．常同行為は，日常生活では，たとえばデイルームの決まったいすに座るとか，毎日同じ料理を作るようになるなどの，行動がワンパターンになることを指す．

3. 検　査
　脳MRI検査において，脳前方部（前頭葉や側頭葉）の限局性萎縮を呈する．

4. 予　後
　進行性の経過をとる．

d. 血管性認知症

1. 概　念
　血管性認知症（vascular dementia：VD）とは，脳血管障害に関連して出現した認知症の総称である．

2. 原　因
　脳梗塞が原因であることが多い．高血圧，糖尿病，喫煙，脂質異常症などの脳血管障害の危険因子を伴う．

3. 症　候
　他の認知症と同様，記銘力障害を呈する．記憶障害があるにもかかわらず，理解力や人格が比較的保たれているといったまだら認知症を呈する場合がある．
　精神症状は動揺しやすく，夜間興奮，夜間せん妄，感情失禁，抑うつなどを伴う．また，脳血管障害による神経症候（片麻痺などの運動障害，仮性球麻痺，痙攣発作，失語・失行・失認，パーキンソニズム，尿失禁など）を伴うことが多い．仮性球麻痺とは，両側性皮質延髄路の障害による構音障害と嚥下障害のことである．

4. 進　行
　階段状の進行をとることが多い．

5. 予　後
　一般的に，アルツハイマー病よりも予後が悪い．末期には寝たきりになり，嚥下障害，尿便失禁となる．

e. コルサコフ症候群

1. 概　念
　コルサコフ（Korsakoff）症候群は，慢性アルコール依存で多くみられる認知症状で，作話傾向のある健忘症であることが特徴である．

2. 原　因
　慢性アルコール中毒，妊娠悪阻（つわり），脳外傷，脳腫瘍など．

3. 症　状
　4つの症状が代表的である．
　①健忘：さかのぼって記憶を追想することができない．
　②記銘力障害：新しい出来事の記憶の障害が高度に障害される．
　③作話：健忘や見当識障害のため，話のつじつまを合わせようと作り話をする．
　④失見当識：時間，場所などを正しく認識することができない．

F てんかん

てんかんとは，脳波異常を伴った発作性の脳の機能異常のことである．意識障害や，痙攣（convulsion）などの運動異常，感覚異常，自律神経異常といった症状が発作性に出現する．

1 てんかんの運動症状

a. 痙攣

突然生じる筋の不随意収縮で，運動性の発作症状である．強直性と間代性がある．強直性とは，四肢を伸展してつっぱる動きで，間代性とは，屈筋と伸筋が交互に収縮を繰り返す，すなわち全身をがくがく動かす動きである．

表4-10 ミオクローヌスをきたす疾患

1.	てんかん性ミオクローヌス
	点頭てんかん，レノックス症候群，幼児期・若年性ミオクローヌスてんかん
2.	変性性ミオクローヌス
	歯状核赤核淡蒼球ルイ体萎縮症（DRPLA），ハラーフォルデン・シュパッツ（Hallervorden-Spatz）病，アルツハイマー（Alzheimer）病
3.	蓄積症，脂質症に伴うミオクローヌス
	ラホラ（Lafora）病，ガングリオシドーシス，シアリドーシスなど
4.	感染症に伴うミオクローヌス
	クロイツフェルト・ヤコブ病（CJD），亜急性硬化性全脳炎（SSPE），単純ヘルペス脳炎
5.	代謝疾患に伴うミオクローヌス
	ランス・アダムス（Lance-Adams）症候群，肝性脳症，ウィルソン（Wilson）病，尿毒症，ミトコンドリア脳筋症（MERRF）
6.	中毒性ミオクローヌス
	水俣病，レボドパなど薬剤によるもの
7.	その他
	入眠時ミオクローヌス（生理的なもの），睡眠時ミオクローヌス症候群

（安藤一也，杉村公也：リハビリテーションのための神経内科学，第2版，p.34，医歯薬出版，2003より改変）

b. ミオクローヌス

ミオクローヌス（myoclonus）とは，急激で持続時間が1〜2秒と短く，瞬間的な筋収縮すなわちピクピクッとする動きが，不随意に繰り返し起こるものをいう．四肢，顔面，体幹部など，いずれの部位にもみられる．てんかん性と，非てんかん性のものがあり，てんかん性の場合，ミオクロニー発作という（後述）．ミオクローヌスは，さまざまな中枢神経疾患でみられる（表4-10）．

2 てんかん発作各論

てんかんには，さまざまな発作型がある．ここでは，てんかん発作の国際分類（1981；表4-11）に従って各発作の特徴について述べる．

a. 部分発作

発作が脳の限局した特定部位から始まるもの．意識障害の有無により，単純部分発作と複雑部分発作に分けられる．

1. 単純部分発作

意識障害は伴わない．ジャクソン（Jackson）発作が代表的である．ジャクソン発作とは，身体の一部の痙攣で始まり，次第に全身に広がる運動発作である．

2. 複雑部分発作

意識障害を伴う発作である．特徴を下記に示す．

①発作は，さまざまな自動症からなる．自動症とは，意味のない動作のことで，たとえば，口唇をぴちゃぴちゃさせたり，無目的に歩き回るなど

表 4-11　てんかん発作の国際分類（国際てんかん連盟，1981）

部分（焦点，局所）発作
単純部分発作（意識は障害されない）
運動徴候をともなう発作
体性感覚ないし特殊感覚症状をともなう発作
自律神経症状ないし徴候をともなう発作
精神症状をともなう発作
複雑部分発作（意識が障害される）
単純部分発作で発症し，意識障害が次に続く発作
開始時から意識障害をともなう発作
二次性全般化に移行する発作
単純部分発作から二次性全般化に移行する発作
複雑部分発作から二次性全般化に移行する発作
単純部分発作で，複雑部分発作，二次性全般化へと移行する発作
全般発作（けいれん性あるいは非けいれん性）
欠神発作（小発作）
定型欠神発作
非定型欠神発作
ミオクロニー発作（単発性ないし多発性）
間代発作
強直発作
強直間代発作
脱力発作（失立発作）
未分類てんかん発作

の動作のことである．発作の間は意識障害を伴うので，口をぴちゃぴちゃ言わせながら，一点を凝視したまま，返事をしなくなるため，周囲に気づかれる．

②発作の前に，前兆（aura）をしばしば伴う．前兆で多いのは，デジャ・ブ（既視感．はじめて経験するのに，以前に経験したことのように感じること）や，幻覚，腹部の不快感などである．

b. 全般発作

1. 欠神発作

小児期に多くみられる発作のひとつである．何の前兆もなく，突然，数秒から数十秒の意識消失が生じる．その間，進行していた会話などは突然中止する（単純欠神発作）．

2. ミオクロニー発作

全身性の速く短い筋収縮（ミオクローヌス）からなる発作である．具体的な症状としては，「瞬間的に全身がビクっとするような痙攣が起こったが，意識は保たれている」点が特徴である．発作は，光刺激で誘発されやすい．

3. 間代性発作

屈筋と伸筋が交互に収縮を繰り返す，すなわち全身をがくがく動かす痙攣発作である．意識障害を伴う．

4. 強直性発作

全身が弓なりに後ろに反り返り，四肢をつっぱったまま，地面に倒れるような発作である．意識障害を伴う．

5. 強直・間代性発作

最も頻度の多い全般性発作である．前兆がなく，突然の意識消失を伴う強直性痙攣ではじまり，間代性痙攣に移行する．舌をかんだり，尿便失禁をしたりする．

6. 脱力発作

短時間の筋の突然の脱力発作である．代表的なのは失立発作（下肢の脱力で突然，ガクンと倒れる発作）である．通常，意識消失は伴わない．

3　その他のてんかん症候群

a. ウエスト症候群

ウエスト（West）症候群は1歳以前に発症する．点頭発作（両上肢を伸展挙上し，頭部を前屈して体幹を殿部で屈曲する数秒の短い強直発作）が特徴である．また，「ヒプスアリスミア」と呼ばれる特徴的な脳波所見がみられる．精神発達遅滞を伴う．

b. レノックス・ガストー症候群

レノックス・ガストー（Lennox-Gastaux）症候群（レノックス症候群）は，幼児期（1〜6歳）に発症する．難治性痙攣で，重積になりやすい．精神発達遅滞を伴う．

G 中枢神経感染症

中枢神経感染症は，種々の病原体が神経系に侵入することで引き起こされる．感染が起こった場所により脳炎，髄膜炎，脳髄膜炎，脊髄炎などに分類される．症状の経過により急性，亜急性，慢性に分類され，さらに原因による分類がなされる．

特異な神経徴候として髄膜刺激症状がある．

1 髄膜刺激症状

炎症やクモ膜下出血などで髄膜が刺激されている状態で出現する症状である．羞明，頭痛，嘔気，嘔吐などに加え下記の症状が出現する．

①項部硬直：仰臥位で枕をはずし，患者の頭部を持ち上げて抵抗をみる．10〜15度以上前屈させると急に屈曲に対する抵抗や疼痛が出現する．頸部の前屈により腰仙部神経根が伸展されて生じる不快感を減少させるため，髄膜刺激がある患者は頸部前屈に際して自動的に股関節および膝関節を屈曲させる．この異常反応をブルジンスキー（Burdzinski）徴候という．

②ケルニッヒ（Kernig）徴候：仰臥位で一側下肢の股関節および膝関節を直角に曲げた状態（この姿勢では腰仙部神経根は比較的ゆるんだ状態）にして膝関節を他動的に伸展させた時，正常人では不快感は生じないが，髄膜刺激のある患者では痛みと膝関節の伸展に対する抵抗が増加する．

③ラセーグ（Lasègue）徴候：神経根症状をみるための検査で，下肢伸展挙上検査ともいう．仰臥位で患者の片側下肢を，膝関節を伸展したまま挙上した時，痛みが大腿部背面から膝下まで出現した際に陽性とする．

ケルニッヒ徴候やラセーグ徴候が項部硬直を伴わず，とくに片側のみで認められる場合は，びまん性の髄膜刺激状態よりも腰仙部神経根の病的な刺激状態が推定される．

2 髄膜炎

髄膜炎とは，脳や脊髄を覆っている髄膜が炎症を引き起こす病態である．髄膜炎には，無菌性（ウイルス性），化膿性（細菌性），結核性，真菌性，癌性などがある．

①症状：発熱，頭痛，嘔気のどれかがあれば疑う．初期には発熱や嘔吐を欠くこともある．項部硬直があればより確実であるが，無菌性髄膜炎ではみられないことも多い．

②診断：髄液検査によって行う．

a．細菌性髄膜炎

乳児から老人まで幅広い範囲で罹患するが，年齢によって起因菌は異なる．原因菌は新生児では大腸菌，レンサ球菌，乳幼児ではインフルエンザ菌，成人では肺炎球菌と髄膜炎菌がほとんどで，老人ではグラム陰性桿菌が多い．

急激な高熱，頭痛，髄膜刺激症状，意識障害がみられる．髄液検査では多核白血球優位の細胞増多，蛋白上昇と糖低下を認める．

治療が遅れると後遺症を残しやすく致死率も高い．

b．亜急性髄膜炎

症状は細菌性とあまり変わらないが，やや緩徐

な発症となる．結核菌または真菌によることが多い．結核性髄膜炎はいまだわが国に多い疾患であり，致死率が高く後遺症を残すことも多い．細菌性と異なり単核球優位の細胞増多を認める．また髄液中の糖は減少する．結核性髄膜炎では髄液ADA（adenosine deaminase）の上昇が特徴的である．真菌性髄膜炎は亜急性〜慢性の経過をたどる．免疫能の低下している人が罹患しやすく，基礎疾患があると根治困難である．

c. ウイルス性髄膜炎

無菌性髄膜炎とも呼ばれる．小児に多い．高熱と髄膜刺激症状が主体であるが，髄膜刺激症状は軽いことが多い．基本的には予後良好である．原因ウイルスとしては，コクサッキー，エコー，ムンプス，エンテロウイルスが多い．

3 急性脳炎

髄膜炎症状に脳症状（意識障害，痙攣，麻痺など）を合併する時に脳炎と診断する．ウイルス性が多い．治療開始時の意識障害が強いと予後不良となる．

診断には，髄液検査，PCR（polymerase chain reaction）法（☞ Memo 10）を用いた髄液からのDNAの検出を行う．脳波異常や頭部CT，MRIでの異常も診断に有用である．

> **Memo 10**
> **PCR法**
> DNAを増幅させるための原理を用いた手法．DNA合成酵素（DNAポリメラーゼ）と，プライマーと呼ばれるオリゴヌクレオチドを混合し，特定のDNA断片を増幅させることができる．

a. 単純ヘルペス脳炎

単純ヘルペスウイルスには1型と2型があり，急性脳炎をきたすもののほとんどが1型である．脳炎の特徴である意識障害，高熱に加え，脳圧亢進症状，痙攣も認められる．単純ヘルペス脳炎の特徴として画像上，側頭葉に病変を認めることが多く，障害部位を反映して記憶障害，人格変化などが現れ，幻覚，錯乱がみられることもある．人格変化や健忘などの後遺症を残すこともある．

b. インフルエンザ脳症

インフルエンザ流行時に主として乳幼児に起こる脳炎である．欧米での報告は少なく，わが国に多い．発熱から意識障害が出現するまで数時間から1日以内と短く急速に進行する意識障害，痙攣，意味不明の言動がみられる．進行すると播種性血管内凝固症候群（disseminated intravascular coagulation：DIC）をきたし多臓器不全で死亡する．急性期死亡が30％で，後遺症を残す例は25％である．

c. 日本脳炎

コガタアカイエカが媒介する日本脳炎ウイルスによって起こる感染症である．ワクチンの普及により，わが国ではほとんどは不顕性感染に終わり，わが国での発症者は現在夏季限定で年間10例以下である．東南アジアやオセアニア全域で発症していて，夏季に発生することが多い．急激な頭痛と発熱で発症し，意識障害，痙攣，髄膜刺激症状を呈する．黒質が障害されるため，振戦や固縮などの錐体外路症状を呈する．死亡率は30％で後遺症（パーキンソニズム，知能障害，精神症状）を呈することが多い．

4 遅発性ウイルス感染症

遅発性ウイルス感染症（スローウイルス感染

症）は，感染から長年月（数年またはそれ以上）後に発症してくる疾患である．

a. 亜急性硬化性全脳炎

亜急性硬化性全脳炎（subacute sclerosing panencephalitis：SSPE）は，脳内に感染した麻疹ウイルス変異株（SSPE ウイルス）の持続感染による慢性進行性脳炎である．免疫能低下状態（ステロイド，免疫抑制薬，抗悪性腫瘍薬などの長期投与）で麻疹に罹患した場合の発症が多く，1歳未満で麻疹に感染し，罹患後数年の潜伏期後にゆっくりと進行する．学童成績の低下，行動異常，人格変化で発症し，数週から数ヵ月でミオクローヌス発作，全身痙攣が出現する．2年以内に除脳硬直を呈して無言無動状態となる．全経過は数年であるが，最近の治療で経過が遅くなる例もある．

b. 進行性多巣性白質脳症

進行性多巣性白質脳症（progressive multifocal leukoencephalopathy：PML）は，JC ウイルス（パポーバウイルスの一種）の脳への日和見感染による脱髄性脳炎で，細胞性免疫不全を背景として発症する．基礎疾患は後天性免疫不全症候群（acquired immune deficiency syndrome：AIDS）が最も多く，次いで悪性リンパ腫［とくにホジキン（Hodgkin）病］が多い．最近では臓器移植や骨髄移植後の発症も増えている．JC ウイルスは成人の 70％が不顕性に感染しており，腎臓で感染が持続する．免疫不全状態では変異したJCウイルスが増殖して脳のオリゴデンドログリアに感染し，髄鞘の多巣性崩壊をきたす（☞Memo 11）．大脳に生じた多巣性脱髄巣を反映して認知障害，性格変化，異常言動などの精神症状，失語・片麻痺・視野障害などの局所神経症状が出現する．

5 レトロウイルス感染症

レトロウイルスはウイルス RNA を鋳型として DNA を作り，そのウイルス由来の DNA を宿主細胞の DNA に組み込ませる．この過程が，DNA を鋳型として RNA を作るという人間の細胞で起こるパターンと逆であることから，逆向きを意味する「レトロ」と名づけられている．宿主細胞は分裂するたびに，自身の遺伝子とともに組み込まれたウイルス由来 DNA の複製も作っていく．ウイルス DNA は潜伏して危害を加えないこともあれば，活性化して細胞機能を乗っ取り，新たにウイルスを作らせることもある．こうして産生された新しいウイルスは，感染細胞の外へ出て別の細胞に侵入する．レトロウイルスによる神経疾患のうち代表的なヒト T リンパ球向性ウイルス 1 型（human T lymphotropic virus type 1：HTLV-1）による HTLV-1 関連脊髄症（HTLV-1 associated myelopathy：HAM）とヒト免疫不全ウイルス（human immunodeficiency virus：HIV）による AIDS 脳症について下記に述べる．

a. HTLV-1 関連脊髄症（HAM）

HTLV-1 は CD4 陽性 T 細胞に感染し，腫瘍化させて成人 T 細胞白血病を起こす（☞Memo 12）．腫瘍化しなくても感染 T 細胞活性化により免疫疾患を引き起こす．HAM は HTLV-1 キャリア（母乳を介しての母子垂直感染が多い）に発症する慢性進行性の脊髄炎である．成人とくに女性に好発し，緩徐進行性の痙性対麻痺を主症状とする．わが国では九州・沖縄地区に多くの患者が

Memo 11

語句説明

①オリゴデンドログリア：希突起神経膠細胞であり，中枢神経で髄鞘を作る．
②髄鞘：神経細胞から発する長い突起（軸索）を覆う鞘状の被膜．

> **Memo 12**
>
> **T細胞と細胞マーカー**
>
> T細胞は，免疫系の中で中心的な役割を果たしている．免疫応答を促進するヘルパーT細胞，逆に免疫を抑制するサプレッサーT細胞，病原体に感染した細胞と癌細胞を殺すキラーT細胞などに分類される．
>
> T細胞表面の蛋白は細胞マーカーと呼ばれ，CDと表記される．ヘルパーT細胞はCD4を持っている．

集積する．カリブ海諸国に蔓延する tropical spastic paraparesis（TSP）と同一であり HAM/TPS という名称でも呼ばれる．

b．AIDS

HIV-1 は免疫系とともに神経系を好んで侵すウイルスである．AIDS 脳症（別名 AIDS dementia complex）は HIV 感染末期に起こる中枢神経合併症であり，大脳白質を中心に広範な変性をきたす．思考緩慢，無気力，もの忘れなどの精神知能障害と歩行障害，動作緩慢などの運動障害が亜急性に進行する．末期には高度の認知症となり無動性無言となる．生命予後は発症後約 6 ヵ月である．

6 その他のウイルス感染症

a．急性灰白脊髄炎（ポリオ）

ポリオウイルスの感染による．脊髄，脳幹の運動ニューロンを選択的に侵す．髄膜炎型と麻痺型があり麻痺型では発熱，頭痛に続き筋痛が出現し，その後急速に弛緩性麻痺をきたす．わが国ではポリオワクチンが 1961 年以降に普及したため，最近は新規発症者はほとんどいない．

7 プリオン病

立体構造が変化した異常なプリオン蛋白（☞Memo 13）が脳に蓄積することで発症する．感染型プリオン蛋白の生成機序により感染性，遺伝性，特発性の 3 種類に大別される．プリオンは英国での狂牛病や羊のスクレイピーの病因として知られている．脳は特徴的な海綿状変化をきたすため，家畜における脳症とヒトにおけるクロイツフェルト・ヤコブ病（Creutzfeldt-Jakob disease：CJD）をあわせて伝播性海綿状脳症と呼ぶことがある．

a．クロイツフェルト・ヤコブ病（CJD）

CJD には家族性と孤発性の両者がある．脳のシナプスを中心に異常プリオン蛋白の集積を認める．孤発性は 100 万人に 1 人の発症率で発症年齢は 60 歳前後が多い．急速に進行する認知症症状に加えて運動麻痺，失調症状などが出現する致死性の疾患である．脳波では周期性同期性放電（periodic synchronous discharge：PSD）が特徴的である．家族性も孤発性も症状は変わらない．これ以外に硬膜・角膜移植，下垂体ホルモン製剤などによる医原性がある．

8 神経梅毒

梅毒スピロヘータが神経系に感染して数ヵ月から数年してから出現する神経障害である．近年，

> **Memo 13**
>
> **プリオン蛋白**
>
> 正常型プリオン蛋白（PrP^C）は，神経細胞の細胞膜構成蛋白であり，その機能はまだ完全には解明されていない．

梅毒の検査法（TPHA など）の発達により，Ⅰ期，Ⅱ期にて発見，治療されることが多くなったため，症例をみることはまれになった．古典的には髄膜血管型（1〜10年）と実質型梅毒（10〜25年）に分かれる．髄膜炎，脳神経症状のほか，脳血管型では若年発症の脳梗塞，背髄髄膜血管型では横断性背髄障害を呈する．実質型で最もよく知られているのが脊髄癆(せきずいろう)である．背髄後索と後根が侵される．背髄性運動失調，ロンベルグ徴候陽性，深部感覚障害と，それに伴う深部反射低下がみられる．幅の広い特有の歩行をする．その他，瞳孔では，対光反射消失，輻輳反射正常，縮瞳を呈するアーガイル・ロバートソン（Argyll-Robertson）徴候がみられる．この徴候は中脳被蓋の障害で起こるが，神経梅毒の症状として有名である．

（☞ **Memo 14** 参照）

Memo 14

中枢神経系感染症と病原菌

エイズ脳症	ウイルス（HIV）
クロイツフェルト・ヤコブ病	プリオン
進行麻痺	梅毒スピロヘータ
日本脳炎	日本脳炎ウイルス
急性灰白髄炎（ポリオ）	ポリオウイルス
HTLV-1 関連脊髄症	ウイルス

My Memo

H　パーキンソン病

1　概　念

　パーキンソン（Parkinson）病は神経変性疾患の中では最も多い中高年の病気であり，中脳黒質のドパミン神経細胞がゆっくり変性脱落することで発症する．50歳以降の中高年に多くみられ，患者は全国で約12万人である．高齢者の増加に伴い患者数も上昇しており，理論的には120歳になると全員パーキンソン病となるという説もある．進行のスピードは個々の患者で異なるが，癌などと違い致死的な病気ではない．

2　原　因

　ドパミンは黒質（中脳）で生成され線条体（被殻，尾状核）に投射されるが，このドパミンの不足によって起こる錐体外路徴候を中核とする疾患である．1817年にJ. Parkinsonが振戦麻痺（shaking palsy）としてはじめて報告した．当初は運動症状のみが症状として注目されていたが，非運動症状の存在が徐々に注目されてきている．ドパミンの不足は相対的にアセチルコリンを増加させ，アセチルコリンとドパミンの不均衡を生じ，錐体外路徴候が出現する．橋の青斑核に病変が及ぶと，青斑核にあるノルアドレナリンが不足し，姿勢反射障害やすくみ足といった症状が出現する．病理学的には，黒質緻密層のドパミン神経細胞の変性を認める．またこれら脳幹の神経細胞の中にエオジン好性の封入体［レビー（Lewy）小体：ドイツのLewyによって発見された円形状の構造物］が出現する．レビー小体はパーキンソン病の黒質・青斑核では100％出現し，視床下部，マイネルト（Meynert）核，迷走神経背側核，脊髄中間背側核，末梢交感神経節，内臓自律神経節にも高頻度に出現する．大脳皮質にレビー小体を多く認める認知症をとくにレビー小体型認知症と呼び，アルツハイマー（Alzheimer）病に次いで認知症の原因として多い疾患である．

　狭義のパーキンソン病を記述する前に，パーキンソン症候群全体の概観を**表4-12**に示す．パーキンソン病以外の疾患については，次のI節で詳しく述べる．

3　症　候

a．運動症状

　安静時振戦，筋固縮，無動，姿勢反射異常を4主徴という．

1．安静時振戦

　手指にみられることが多いが，上肢全体や下肢，顎などにもみられる．安静時に4〜6Hzの

表4-12　パーキンソン症候群の分類

特発性パーキンソニズム
パーキンソン病 若年性パーキンソニズム
症候性パーキンソニズム
血管性，脳炎後，外傷性，脳腫瘍，正常圧水頭症 薬剤性（胃薬，抗精神病薬など） 中毒性［MTPT（1-methyl-4-phenyl-1, 2, 3, 6-tetra-hydropyridine），一酸化炭素，マンガン，シアン，メチルアルコール，水銀など］
脳変性疾患
多系統萎縮症，進行性核上性麻痺，大脳皮質基底核変性症，レビー小体型認知症，ハンチントン（Huntington）病など

振戦が起こることが本症の特徴である．母指と示指の規則的な丸薬を丸めるような振戦が特徴で，pill-rolling 様とも呼ばれる．

2. 固　縮

関節を他動させた際に抵抗がみられる現象で，パーキンソン病をはじめとする錐体外路疾患でみられる．屈筋，伸筋ともに緊張が亢進しており被動運動の際に関節が固く終始抵抗があるのが，鉛の管を曲げている感じに似ていることから，鉛管様固縮と呼ばれる．手首の関節などではこの抵抗が「カク，カク」と段階的な抵抗となり，歯車が回転しているようすに似ていることから，歯車様固縮と呼ばれる．

3. 無動，寡動

動作の開始が困難となる．また，動作が全体にゆっくりとして，小さくなる．

4. 姿勢反射障害

バランスを崩しそうになった時に倒れないようにするための反射が弱くなる．肩を持って後ろに瞬間的に引くと，足が後ろに出ずに転倒してしまう．

上記4大徴候以外にも，瞬目や眼球運動の低下，仮面様顔貌（瞬目が少なく無表情），すくみ足（歩行開始時に第一歩を踏み出せない），小刻み歩行，歩行時の突進現象，前傾姿勢（図4-16），小字症などが特徴的である．

b. 非運動症状

自律神経症状として便秘，垂涎などの消化器症状，起立性低血圧，食後性低血圧，発汗異常，脂顔，排尿障害（頻尿，切迫性尿失禁，無抑制性膀胱），勃起不全などがある．

精神症状としては，感情鈍麻，不安，抑うつ，認知障害を合併する場合が多い．また，ドパミン補充療法や前頭葉，扁桃核などの機能障害と関連して衝動制御障害（病的賭博，性欲亢進，L-ドパ依存，買いあさり，むちゃ食い），punding と呼ばれる複雑な動作の常同的反復を生じることがある．

これら以外にも睡眠関連障害として不眠，REM 睡眠行動障害，下肢制止不能症候群などがある．REM 睡眠行動障害は，REM 睡眠期に夢，悪夢と一致して激しい異常行動をきたすもので，横で寝ている配偶者に対して暴力行為をとることもある．

4 検　査

パーキンソン病の患者では，血液検査，髄液検査，脳 CT，MRI といった通常の検査では特異的な異常所見は認められない．近年，パーキンソン病の患者では MIBG 心筋シンチグラフィーで心筋へのメタヨードベンジルグアニジン［3 (meta)-iodobenzylguanidine：MIBG］の集積低下が認められることが明らかになり，診断の一助となりうる．頭部 MRI はパーキンソン症状を呈する疾患を鑑別するためには有用であるが，診断のためには臨床症状を神経学的診察でとらえることが重要である．

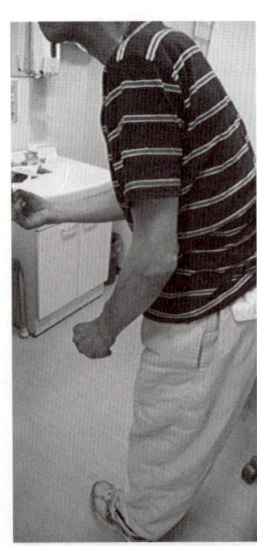

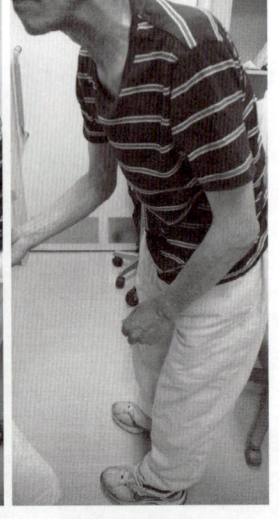

図4-16　パーキンソン病患者の姿勢

表 4-13　ホーエン・ヤールの重症度分類

Stage Ⅰ	症状は一側性で機能障害はないか，あっても軽微
Stage Ⅱ	両側性の障害があるが，姿勢保持の障害はない．日常生活，職業は行いうる
Stage Ⅲ	姿勢反射に障害がみられ，活動は制限されるが自力での生活は可能
Stage Ⅳ	重篤な機能障害を有し，自力のみの生活は困難となるが，支えられずに歩くことはどうにか可能
Stage Ⅴ	立つことが不可能となり，介護なしにはベッド，車いす生活を余儀なくされる

5　予後

　早期のパーキンソン病は症状が軽く，治療にも反応するが，一般的に病状は緩徐に進行する．この進行の程度（重症度）を示す指標としてホーエン・ヤール（Hoehn & Yahr）の重症度分類（表4-13）がある．ドパミン補充療法により運動症状の改善が認められるが，症状の進行とともにオン・オフ，ウェアリング・オフといった治療に伴う運動合併症も出現する（☞ Memo 15）．この疾患の最終像はいわゆる「寝たきり」であり，種々の合併症によって死亡する．

Memo 15

治療に伴う運動合併症

①ウェアリング・オフ現象：L-ドパの長期投与中にL-ドパの服薬時間と連動する形で生じる日内症状変動で，内服後の効果持続時間が短縮し次の内服までに切れてしまうこと．

②オン・オフ現象：薬の内服時間と関係なく症状が急激に悪化もしくは改善すること．

③ジスキネジア（dyskinesia）：四肢，体幹に出現する不随意運動．

6　治療

a．薬物治療

　1967年にL-ドパがパーキンソン病の運動機能障害に対する劇的な効果があることが発表されてから，パーキンソン病の治療の中心は抗コリン薬からドパミン補充療法に移行した．ドパミン補充療法は，運動機能の改善に加え，重症化および死亡率の低下ももたらす．生命予後は一般人口の平均余命とほとんど変わらないが，長期治療に伴う運動合併症，精神症状などで生活の質は徐々に低下することが多い．

　ドパミンは血液脳関門を通過しないので，その前駆物質であるL-ドパを投与して脳内のドパミン濃度を上げる．現在は，L-ドパが中枢神経系に到達する前に分解されるのを予防するために，L-ドパとドパミン脱炭酸酵素阻害薬の配合剤を用いる．後述する運動合併症の発現を避けるために，70歳以下の認知症のない初発患者ではドパミン受容体刺激薬（ドパミンアゴニスト）が第一選択となることが多い．また，カテコラミン分解酵素を阻害するカテコール-O-メチル基転移酵素（COMT）阻害薬のエンタカポン，モノアミン酸化酵素（MAO）阻害薬のセレギリン塩酸塩，抗コリン薬のトリヘキシフェニジル塩酸塩，ノルアドレナリンの前駆物質であるドロキシドパ，ドパミン放出促進薬のアマンタジン塩酸塩も用いられる．抗てんかん薬として使用されてきたゾニサミドも運動症状の改善効果があり使用されている．

b．外科的治療

　1940年代にパーキンソン病に対する定位脳手術が始まった．1960年代にL-ドパが開発され以後，薬物治療が中心となっているが長期の薬物治療を受ける患者が増えるとともに運動合併症の出現などの問題が出現してきた．1990年代にパーキンソン病に対する機能的外科治療として定位脳

手術が再興し，現在では運動合併症を含めた運動症状に対して選択肢のひとつとなっている．現在は破壊術より安全性が高く刺激の調節ができる電気刺激療法が主流となっている．ターゲットは視床中間背側核，淡蒼球内節，視床下核の3つがある．

（☞ Memo 16 参照）

Memo 16

パーキンソン病のリハビリテーション

パーキンソン病では内発性随意運動系の障害があるためリズム音，視覚（具体的には視覚的外部刺激として廊下をまたぐためのテープをはる，などの対策ですくみ足の改善がある）の感覚入力を使うことで外発性随意運動系を駆動させて歩行の改善が得られる．リハビリテーションとしてリズムを利用する音楽療法も行われる．

My Memo

I パーキンソン症候群

パーキンソン（Parkinson）病以外の疾患でもパーキンソン病類似の運動症候（パーキンソニズム）を呈することがあり，これらをパーキンソン症候群と呼ぶ．とくに4大症状である無動・固縮・振戦・姿勢反射障害のうち2つ以上の症候を示す病態を指すことが多い．錐体外路系の障害で起こるが，パーキンソン病が黒質の変性であるのに対し，他の病型は続発症として大脳の基底部にある基底核という部分の変性によって起こることが多い．パーキンソン症候群を引き起こす変性の原因は多様であり，まれには家族性・遺伝性のパーキンソン症候群もある．特発性パーキンソニズムとは異なる変性疾患でパーキンソニズムを呈する疾患（たとえば進行性核上性麻痺，線条体黒質変性症，大脳皮質基底核変性症など）を包括的に指す場合を一次性パーキンソン症候群とし，変性疾患以外の原因により二次性にパーキンソニズムを生じた状態（たとえば薬剤性，脳血管障害，脳炎後，中毒，正常圧水頭症，脳腫瘍，慢性硬膜下血腫，頭部外傷など）を指す場合を二次性パーキンソン症候群として分類することがある．

1 パーキンソン症状を呈する変性疾患

a. 多系統萎縮症

1. 概 念

小脳失調，パーキンソニズム，自律神経障害をそれぞれ主症状とする表現型の異なる3疾患，オリーブ橋小脳萎縮症（olivopontocerebellar atrophy：OPCA），線条体黒質変性症（striatonigral degeneration：SND），シャイ・ドレーガー症候群（Shy-Drager syndrome：SDS）をひとまとめにして単一の疾患として多系統萎縮症（multiple system atrophy：MSA）と呼ぶ．病理学的には変性の強い部位に応じてそれぞれの症状が主体となって発症するが，進行すると臨床症状と病理所見がオーバーラップすること，3疾患で共通した所見として病理学的特徴であるグリア細胞内封入体（glial cytoplasmic inclusion：GCI）が明らかとなり，MSAが一疾患単位であることが確立した．

2. 症 状

OPCAでは歩行障害や構音障害といった小脳失調が初発症状であり，数年後に自律神経障害，パーキンソニズムが加わる．頭部MRIで小脳萎縮，中小脳脚，橋底部の萎縮を認める．SNDでは筋固縮，無動で発症するが，振戦の合併はまれである．シャイ・ドレーガー症候群では初期から起立性低血圧，尿失禁などの自律神経障害が特徴である．パーキンソン病と診断した患者で比較的早く無動をきたしたり，姿勢時振戦や，起立性低血圧，排尿障害がみられる場合，さらにはL-ドパ治療に対して不応性の場合には多系統萎縮症を疑う．

b. 進行性核上性麻痺

1. 概 念

進行性核上性麻痺（progressive suplanuclear palsy：PSP）の中核症状は，パーキンソニズム，認知障害，眼球運動障害である．大脳基底核，脳幹，小脳の灰白質の神経細胞の脱落，グリア増生，神経原線維変化を認める．

2. 症　状

垂直性，とくに下方に向かう眼球運動障害（核上性外眼筋麻痺）が特徴的である．パーキンソン病と比べ病初期から転倒しやすい．四肢固縮は左右対称で体幹，頸部に強く，典型例では頸部が強く後屈する．頭部 MRI で中脳，橋被蓋の萎縮を認める．

c. 大脳皮質基底核変性症

1. 概　念

大脳皮質基底核変性症（corticobasal degeneration：CBD）は，40歳以降に発症し，失行などの大脳皮質症状とパーキンソニズムが同時にみられる変性疾患で，左右どちらかに症状が強いのが特徴である．

2. 症　状

一側上肢の運動拙劣（肢節運動失行）が初発症状で，無動，固縮，振戦といったパーキンソン症状が加わる．大脳皮質症状として観念運動失行，皮質性感覚障害といった症状も出現する．長期にわたり症状の左右差があるのが特徴で，ジストニア，ミオクローヌス，錐体路症状，構音障害，核上性注視麻痺など多彩な症状を示す．MR 画像上，大脳皮質の萎縮に著しい左右差がみられる．

d. レビー小体型認知症

1. 概　念

レビー小体型認知症（dementia with Lewy bodies：DLB）は，初老期ないし老年期に発症し，進行性の認知機能障害に加えて，パーキンソニズムと特有の精神症状を示す変性性認知症疾患である．病理学的には，大脳と脳幹の神経細胞脱落とレビー小体の出現を特徴とし，パーキンソン病と共通点を持っている．老年期の変性性認知症疾患ではアルツハイマー（Alzheimer）型認知症に次いで2番目に多いとされている．

2. 症　状

進行性認知症状とパーキンソニズムを呈する．パーキンソン症状の前，もしくは同時に認知症状が出現する．精神症状としては，反復性に現れる幻視が特徴的で，中核症状とされる．典型的なものは人物や小動物の幻視で，しばしば不安感を伴い，夕方や薄暗い時に多くみられる．幻視以外の精神症状として，錯視や人物・場所の誤認も多い．中核症状のひとつであるパーキンソニズムは DLB に必須ではなく，ほとんどみられない場合もある．DLB のパーキンソニズムは，寡動と筋固縮が主体で，安静時振戦は末期まで目立たないことがある．パーキンソン症状は初期には L-ドパ投与である程度改善するが，末期に進行する固縮には無効である．

e. 家族性パーキンソン病

1. 概　念

パーキンソン病の95％以上は孤発型だが，遺伝性で比較的若年で発症するグループがあり，原因遺伝子として現時点で PARK1〜PARK13 までの遺伝子座のマップが同定されている．

2. 症　状

症状は孤発性パーキンソン病と同様のパーキンソン症状を呈する．若年で発症することが多い．L-ドパの効力が非常にあり，長期間効力を維持することができる．

2 症候性にパーキンソニズムをきたす疾患

症候性にパーキンソニズムを起こす疾患で臨床的によくみられるものとして，薬剤性と脳血管障害性がある．最近では新生児の核黄疸は光線療法や交換輸血で早期に治療することにより発症は少ないが，核黄疸の後遺症としてパーキンソン症状が出現することもある．

a. 脳血管障害性パーキンソニズム

1. 概　念

パーキンソニズムの原因の約10％程度である．

基底核病変を認めることが多く，ドパミンの受け取り側の障害であり，抗パーキンソン病薬の効果はほとんどない．大脳基底核の多発性梗塞と大脳白質の広範な虚血性白質病変の2型がある．CT，MRI所見が重要である．

2. 症　状

歩行障害を主とする下半身の症状が中心であり，錐体路症候を伴うことも多い．筋固縮は認めるが鉛管様であり，歯車現象は認めない．振戦はないか，あっても不規則で姿勢時振戦が多い．小刻み歩行は認めるが歩幅の広い緩慢歩行で，小脳失調性歩行に似た開脚位歩行でパーキンソン病の前屈位歩行とは異なる．パーキンソン病より高齢（70歳以上）発症でメタボリック・リスク（高血圧，糖尿病，脂質異常症）を伴うことが多い．

b. 薬剤性パーキンソニズム

1. 概　念

多くの薬剤の副作用として起こる．ドパミン受容体遮断作用のある薬はすべてパーキンソニズムをきたす可能性がある．服用後数日から数週間で発症することが多い．ハロペリドールなどの抗精神病薬で出現しやすい．

2. 症　状

パーキンソン病と異なり左右対称性に症状が発現する傾向がある．女性・高齢者で起こりやすく，同じ薬剤なら服用量が多いほど起きやすい．ジスキネジアやアカシジアといった不随意運動を伴いやすい．ドパミン拮抗作用のある抗精神病薬や抗うつ薬，制吐薬などで起こすことが多い．

3. 治　療

原因となった薬剤を中止することが必要である．

c. 核黄疸

1. 概　念

新生児溶血性疾患（血液型不適合など），閉鎖性出血，多血症などの病的黄疸によって血液中のビリルビン値が上昇した結果，大脳基底核に沈着する病態である．新生児では血液脳関門が未完成なため，ビリルビンが増えると大脳の基底核に沈着する．

2. 治　療

わが国では交換輸血や光線療法で発症率は減少している．治療を行わなければ神経細胞が破壊されることにより，脳性麻痺，あるいは死亡の原因になる．後遺症として錐体外路症状が出現する．

J 不随意運動を呈する疾患

不随意運動とは，意思とは関係なく四肢・体幹が目的のない異常な運動を呈する病態である．大部分は大脳基底核病変と関連した異常な運動で，錐体外路疾患に属するものが多い．

不随意運動の種類は，同一の運動の繰り返しからなる振戦，チック，半側顔面痙攣，バリスムなどと，不規則な運動が連続性に出現するミオクローヌス，舞踏運動（ヒョレア chorea），アテトーゼ，ジストニアなどに大別される．代表的な不随意運動とそれらを呈する疾患として以下のものがある．

1 振　戦

"ふるえ"と表現される身体局所の単純で律動的な不随意運動である．発現部位，発現もしくは増強される状況，振戦の周期で区別する．

a. 安静時振戦

安静時に最も顕著に出現し，動作時には減弱もしくは消失する随意的な筋収縮を起こさない状態で出現する振戦である．パーキンソン（Parkinson）病においてよくみられる．とくに左右差がある場合や振動数の少ない振戦（4〜6Hz），丸薬丸め運動（ピルローリング）がみられる場合は，パーキンソン病である可能性が高い．なお甲状腺機能亢進症でも安静時振戦が認められるが，振動数が多いのが特徴である．

b. 動作時振戦

静止状態では振戦はみられないが，動作時（筋活動時）に振戦が出現する．下記の姿勢時振戦や企図振戦を含む．本態性振戦は姿勢時にみられるが，なんらかの動作時にもみられることがある．

1．姿勢時振戦

安静時にはみられず，上肢を挙上するなど随意的に筋収縮した時にみられる振戦である．精神的緊張で振戦が増大する．本態性振戦，家族性振戦でみられる．

①本態性振戦
ⓐ概念：原因不明の疾患で高齢者に多い疾患だが，比較的若年者にもみられることがある．家族歴があることが多く，常染色体優性遺伝を示すことが多い．姿勢時振戦を主症状とする．パーキンソン病に比べ本態性振戦の患者数は非常に多く，人口の数パーセントといわれている．
ⓑ症状：手指や頭，声などがふるえること以外には異常な所見は認められず，症状の進行も認めない．本態性振戦の最大の特徴は，書字や食事の時など，ある一定の姿勢を保持しようとした時にふるえが出現する（動作時振戦，姿勢時振戦という）．本態性振戦とパーキンソン病の鑑別は，後者においては主として安静時に出現することから，ある程度可能である．

2．企図振戦

なんらかの動作をしようとした（企図）場合に，近位筋の粗大な振戦が出現する．小脳疾患（脊髄小脳変性症，小脳性失調症）に特異的である．その他，脳血管障害（脳卒中）や多発性硬化症でもみられる．

c. 羽ばたき振戦

手首を持続的に背屈する，あるいは両腕を伸展位にして外転挙上すると，重力の方向にカクッと素早い不随意運動が断続的に出現する．この動き

は瞬間的に筋収縮が中断することにより重力側に上肢が落下し，随意的に元に戻す現象をみている．肝性脳症に特徴的で，後述するウィルソン(Wilson)病でもみられる．

（☞ Memo 17，18 参照）

2 ミオクローヌス

随意的には不可能なほど素早い瞬間的な，反復性に繰り返される不随意運動である．筋肉や筋群に瞬時に起こる電撃のような収縮をいう．ミオクローヌスの筋収縮は，はじまりも終わりも急速で，瞬間的にしか持続しない．主として上腕，大腿，顔面の筋群に起こる．しゃっくりは横隔膜の筋肉のミオクローヌスである．一方，身体各部位に多発性に同時に起こることもある．

a. ランス・アダムス症候群

ランス・アダムス（Lance-Adams）症候群（動作性ミオクローヌス）は，心肺停止など低酸素脳症から回復後にみられるミオクローヌスである．安静時にもみられるが，動作や姿勢保持で増強する全身ミオクローヌスである．

3 舞踏運動

無目的で不規則に現れる素早い不随意運動である．ミオクローヌスよりは遅く，アテトーゼより早い．全身性の舞踏運動（ヒョレア chorea）では顔面か四肢の一部に不随意運動が始まり，これが全身に波及し，踊るような不規則な運動が身体各部位に非同期性に出現する．ハンチントン（Huntington）病，シデナム（Sydenham）舞踏病が代表的な疾患である．

a. ハンチントン病

1. 概　念

常染色体優性遺伝で，舞踏運動を主体とした不随意運動，性格変化，認知症が症状の中心となる遺伝性神経変性疾患である．*IT15* 遺伝子のCAG リピート延長がみられ，遺伝子の塩基配列が異常に繰り返されるいわゆるトリプレットリピート病（☞ Memo 9）のひとつである．線条体の小型神経細胞脱落により GABA 作動性抑制ニューロンが機能低下をきたし，不随意運動が出現すると考えられている．欧米では人口10万あたり4〜8人の発症率だが，わが国での有病率はその10分の1以下である．

2. 症　状

30〜40歳で発症することが多い．不随意運動，性格変化，認知症のいずれかで発症する．不随意運動の程度は患者によってさまざまで，バリスムに近い粗大で激しいものから，軽度で落ち着

Memo 17

振戦と疾患の分類

安静時振戦		パーキンソン病
動作時振戦	姿勢時振戦	本態性振戦
	企図振戦	小脳性失調症，脊髄小脳変性症，多発性硬化症
羽ばたき振戦		肝性脳症，ウィルソン病

Memo 18

大脳基底核の障害でみられる症状

①不随意運動：多くは大脳基底核（淡蒼球，線条体，視床下核，黒質）の障害でみられる．

律動性不随意運動	振戦
非律動性不随意運動	ジストニー，バリスム，舞踏運動，アテトーゼ，ミオクローヌス

②固縮：黒質線条体ニューロンの障害により出現する錐体外路症状のひとつである（Hパーキンソン病の項目を参照）．

Memo 19

トリプレットリピート病

3塩基のリピートが翻訳領域に反復して現れることにより，発病する疾病の総称である（図4-17）．世代を経るごとにリピート数が増幅し，より若年発症となり重症化する．おのおのの疾患はその原因遺伝子との位置関係から次の4種に分類される．

　①5′非翻訳領域にCGGリピートが位置するもの：脆弱X症候群など

　②翻訳領域に位置し結果として生成されたポリグルタミンストレッチを含む異常蛋白質が疾患の原因となるもの：ハンチントン病，球脊髄性筋萎縮症，脊髄小脳変性症など

　③イントロンに位置するもの：フリードライヒ（Friedreich）運動失調症

　④3′非翻訳領域にCTGリピートが位置するもの：筋緊張性ジストロフィー

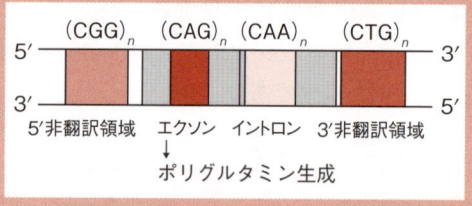

図4-17 トリプレットリピート配列

a. 脳性麻痺

脳性麻痺は出生後，比較的早期から観察される疾患である．上肢や頸部などに特有のねじるような動作を示す．原因は明確でないが，周産期の脳障害が関与しているとされる．

b. ウィルソン病

1. 概　念

常染色体劣性遺伝をとる銅代謝異常疾患である．銅に結合するセルロプラスミンの病的低下により，血中の銅濃度が上昇し，肝・腎・角膜などに沈着をきたし種々の臓器障害をきたす．

2. 症　状

肝障害，神経障害，精神症状およびこれらの症候が組み合わさった病状を呈する．個々の症例は3歳から50歳以上と幅があり，症状の程度は家系間および家系内でも多彩である．肝障害として反復性の黄疸，急性肝炎様の一過性の肝障害，自己免疫性肝炎，劇症肝炎，慢性肝疾患などがある．神経症状として運動異常（羽ばたき振戦，協調運動障害，微細な運動調節が困難，舞踏病様運動，舞踏病性アテトーゼ）や筋固縮性ジストニア（仮面様顔貌，筋固縮，歩行困難，仮性球麻痺症状）などがある．精神症状にはうつ，神経症性の行為，人格障害などがみられ，時に知的退行もみられる．カイザー・フライシャー輪（Kayser-Fleischer rings）は角膜のデスメ（Descemet）膜への銅の沈着によって起こる．

c. レッシュ・ナイハン病

レッシュ・ナイハン（Lesch-Nyhan）病は，核酸を構成するプリン塩基を代謝する酵素の欠損により尿酸が過剰産生される疾患である．尿酸の沈着により腎不全や関節症をきたす．伴性（X染色体）劣性遺伝である．小児期より，アテトーゼやヒョレアなどの不随意運動のほか，痙性麻痺がみられる．また，自傷行為などの精神症状がみられることもある．

きがないようにみえる程度のものまである．重症になると全身に不随意運動が出現し，随意運動も障害され寝たきりになる．

4 アテトーゼ

遠位部優位に出現する，四肢・体幹にみられる持続の長いゆっくりとした体をくねるように動かす不随意運動である．1つの異常肢位から他の異常肢位にゆっくり変化していくようにもみえる．いくつかの原因疾患が存在するが，脳性麻痺で典型的にみられる．

d. 脳血管障害後遺症

脳血管障害慢性期に，片麻痺をきたしている上下肢にアテトーゼ様不随意運動を呈することがまれにある．

5 ジストニア

ジストニアとは，筋のトーヌス（筋緊張）が過剰となり，持続の長い異常筋収縮のために発現する捻転・伸展・屈曲の混在した異常姿勢である．舞踏運動よりゆっくりとした体をねじるような運動（ジストニア運動）を伴うことがある．全身性（捻転ジストニア，瀬川病），局所性［痙性斜頸，メージュ（Meige）症候群，書痙など］の2病型がある．

a. 捻転ジストニア

遺伝性ジストニアは常染色体遺伝性疾患だが浸透率は低く，40％程度である．下肢から上肢，頸部へと進展するねじるような緩慢な不随意運動である．進行するといわゆるジストニア姿位と呼ばれる特有の姿勢を示す（斜頸，胸椎側弯，骨盤捻転など）．筋トーヌスは増強する．構音障害がみられることもある．進行例では発症後，数年〜10年で「寝たきり」状態となる．

症候性に捻転ジストニアをきたす疾患としては脳性麻痺，脳血管障害や脳腫瘍がある．

b. 遺伝性進行性ジストニア（瀬川病）

遺伝性進行性ジストニア（hereditary progressive dystonia，瀬川病）は小児発症ジストニアの10％を占め，女児に多い．常染色体優性遺伝で，GTP シクロヒドラーゼⅠ遺伝子異常が関与している．乳幼児期の足の内反尖足（ジストニア肢位）が特徴的である．歩行は下肢のジストニアのため障害される．20歳頃までに上肢・頸部にもジストニアが進展することがあるが，以後は横ばい状態となる．睡眠で症状が緩和され，少量のL-ドパが有効である．

c. 痙性斜頸

頭頸部の筋群（胸鎖乳突筋，僧帽筋，頭板状筋，肩甲挙筋，斜角筋群）の緊張異常によって頭位に異常を生じる病態であり，局所性ジストニアに属する．それぞれの筋群の緊張状態のバランスにより，個々の患者特有の頭位の偏倚（回旋，側屈，後屈など）を起こす．特発性の場合，中枢性，副神経系，心因性を含む．学童期から壮年期にかけてみられる．偏倚側の頸部・下顎などに感覚刺激を与えると症状が改善することがあり，これをセンソリー・トリックという．内服治療では効果不十分で，ボツリヌス毒素の局所への注射が用いられる（☞ Memo 20）．

d. 顔面ジストニア（メージュ症候群）

頭頸部ジストニアの一種である．眼輪筋を中心とした局所性ジストニアによる開眼困難を主症状とする．中年以降の女性に多い．ボツリヌス毒素が有効である．

Memo 20

ボツリヌス毒素

ボツリヌス毒素は，食中毒の原因となるボツリヌス菌により産生され，神経筋接合部で神経終末に作用しアセチルコリンの放出を阻害することで神経筋伝達を遮断し，筋の麻痺をきたす．種々のジストニアの治療に用いられ，筋緊張，痙縮をきたした局所の筋に投与する．臨床効果は，治療翌日以降（1週間以内）に発現し，効果の持続は平均して3〜4ヵ月である．症状が再燃すれば，定期的にボツリヌスの筋肉注射を行っていく．

6 バリスム

上肢，または下肢をつけ根から振り回すような，大きく激しい不随意運動である．上肢帯あるいは下肢帯の近位筋群に不随意収縮をきたしているため発現し，上下肢両方に出現することもある．比較的常同的な動きで1秒間に3回くらいの割合で同じ不随意運動を繰り返す．原因のほとんどは脳血管障害で，視床下核もしくは視床下核-淡蒼球路が責任病巣で障害の対側に，ヘミバリスムとして出現する．

7 チック

一定の筋群に突発的，急速，非律動的，常同的に繰り返し出現する運動あるいは発声である．その動作を抑えきれない欲求があり，それが高じてチックとなる．脳内ドパミン受容体とくに線条体との関連が注目されている．緊張，不安，興奮で増強し，心因性反応とも考えられている．

症状としては瞬目（しゅんもく）や口角の異常運動などの顔面のチックや，ジャンプするなど全身に症状が出現する運動性チックもある．また咳払いや叫び声を上げる音声チックもある．小児期に発症することが多く，7～8歳の学童期にピークがある．男児に多い．

a. トゥレット症候群

チックの重症型といわれる慢性多発性のチック症をトゥレット（Tourette）症候群という．学童・思春期に比較的多くみられる．通常のチック症状に加え，精神症状として反響言語，同語反復，卑猥語などを特徴とする．また強迫神経症や注意欠陥多動障害などの合併をみることも特異的である．ハロペリドールを治療として用いる．

K 脊髄小脳変性症

脊髄小脳変性症とは，運動失調症状を中核とする進行性の変性疾患の総称である．遺伝性と非遺伝性のものがある．

大部分は，小脳性運動失調症状が主体であるが，後索性失調が主体のものもある．

1 非遺伝性

a. 多系統萎縮症

小脳失調，パーキンソニズム，自律神経障害を主症状とする疾患である．オリーブ橋小脳萎縮症，線条体黒質変性症，シャイ・ドレーガー（Shy-Drager）症候群の3種類の疾患があり，それぞれ発症症状が異なる．脊髄小脳変性症の中で最も進行速度が早い．

1. オリーブ橋小脳萎縮症 (olivopontocerebellar atrophy：OPCA)

小脳症状（歩行障害または構音障害）で発症する（☞ Memo 21）．進行すると，パーキンソニズムや自律神経症状が加わる．

2. 線条体黒質変性症

パーキンソニズム（とくに無動と固縮）で発症する．パーキンソン（Parkinson）病と異なり，振戦の合併は少ない．進行すると，小脳失調や自律神経障害も合併する．

3. シャイ・ドレーガー症候群

自律神経障害（起立性低血圧，便秘，排尿障害，陰萎など）で発症する．進行すると，小脳症状やパーキンソニズムが加わる．

b. 皮質性小脳萎縮症

①疫学：50歳以上の男性に多い．
②症状：ほぼ純粋な小脳性運動失調である．
③画像：著明な小脳の萎縮を認める（図4-18，頭部MRI）．
④予後：緩徐に進行する．

2 遺伝性

a. 常染色体劣性遺伝

代表的な疾患は，フリードライヒ（Friedreich）失調症である．

1. 特 徴

後索性の運動失調症を呈する（他の大多数の脊髄小脳変性症は，小脳性運動失調を呈する）．

2. 症 状

発症年齢は，平均10歳である．後索性運動失調症［ロンベルグ（Romberg）徴候陽性，p.13参照］，深部感覚障害，構音障害，足の変形（凹

Memo 21

小脳症状の特徴

①歩行：失調性歩行（酔っぱらって歩くような歩行で，酩酊歩行またはよろめき歩行とも呼ぶ）．
②構音：言語がとぎれとぎれの断綴性発語．
③振戦：企図振戦（安静時にはほとんど生じないが，運動時，とくに運動終了直前に生じる振戦のこと）．
④書字：大字症（字が大きくなりがちなこと）．

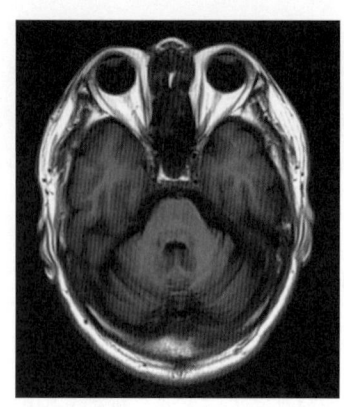

図4-18　皮質性小脳萎縮症の頭部MRI画像

足），バビンスキー（Babinski）徴候陽性，眼振，腱反射消失などがみられる．

b. 常染色体優性遺伝

わが国の脊髄小脳変性症の40％を占める．緩徐進行性の小脳運動失調症状（失調性歩行，四肢協調運動の障害，書字障害，小脳性構音障害，眼振など）が中心症状である．

代表的なものは，脊髄小脳失調症（spinocerebellar ataxia：SCA）-1型，SCA-2型，マシャド・ジョセフ（Machado-Joseph）病（SCA-3型），SCA-6型，歯状核赤核淡蒼球ルイ体萎縮症（dentatorubral-pallidoluysian atrophy：DRPLA）などである．

1. SCA-1
アタキシン（ataxin）-1と呼ばれる遺伝子の異常による．小脳性運動失調に加えて，眼球運動障害，筋萎縮，不随意運動を呈する．

2. SCA-2
アタキシン-2遺伝子の異常による．小脳性運動失調に加えて，緩徐な眼球運動障害が特徴である．

3. マシャド・ジョセフ病（SCA-3）
わが国を含め，世界的に最も患者数が多い．MJD-1遺伝子の異常による．「びっくり眼（眼瞼後退）」と呼ばれる顔貌が特徴的である．

4. SCA-6
電位依存性カルシウムチャンネルのα_{1A}サブユニット遺伝子の異常による．わが国（とくに西日本）に多い．ほぼ純粋な小脳性運動失調を呈する．

5. 歯状核赤核淡蒼球ルイ体萎縮症（DRPLA）
DRPLA遺伝子異常による．わが国に多く，欧米ではまれである．20歳未満の発症では，進行性ミオクローヌスてんかんに加え，精神発達遅滞を伴う．40歳以降の発症では，舞踏病アテトーゼ運動と小脳性運動失調症状が主体である．

L 運動ニューロン疾患

上位および下位運動ニューロンが選択的に侵される変性疾患を総称して運動ニューロン疾患と呼ぶ（表4-14）．運動ニューロンは大脳からの運動の命令を筋肉まで伝える神経の総称であり，運動皮質と脳幹の間（皮質延髄路）または脊髄の間（皮質脊髄路）のニューロンは上位運動ニューロンといい，脊髄前角細胞または骨格筋へと伸びたその遠心性軸索を下位運動ニューロンと呼ぶ．

運動神経の経路，つまり皮質脊髄路，前角細胞，もしくは延髄運動核が複合的に進行性に変性し，運動神経以外（感覚神経や自律神経，脳の高度な機能）がほとんど障害されない．障害部位に応じて種々の臨床症状を呈し，運動系の最も障害の強い部位に応じて疾患名がつけられている．

1 筋萎縮性側索硬化症
（図4-19）

a. 概 念

筋萎縮性側索硬化症（amyotrophic lateral sclerosis：ALS）は，上位および下位運動ニューロンが選択的に障害を受ける予後不良の疾患である．通常は中年以降に発症する．大部分（90％以上）が孤発性であり，残り10％程度が家族性である．

b. 症 状

有病率は10万人に2～7人とされている．男女比は2：1である．発症年齢は40～60代にピークがあるが，青年期に発症することもある．古典的には，まず一側上肢の筋萎縮で始まる．筋萎縮は遠位筋優位である．その後，対側の上肢，下肢の筋萎縮へと進み球麻痺症状が進行し，最終的に呼吸筋麻痺を認める．中には球麻痺症状で発症するALS患者もいる．

症状は上位運動ニューロン障害によるものと下位運動ニューロン障害によるものがあり，いずれの症状が強いかで個々の症状は異なる．

①上位運動ニューロン障害：四肢痙縮（折りたたみナイフ現象），四肢腱反射亢進，下顎反射亢進，仮性球麻痺（仮性球麻痺がある患者では強制泣き，強制笑いを認める）

②下位運動ニューロン障害：全身の筋萎縮，筋力低下，筋線維束攣縮（fasciculation），四肢腱反

表4-14 運動ニューロン疾患

上位運動ニューロン障害	原発性側索硬化症（PLS）
上位＋下位運動ニューロン障害	筋萎縮性側索硬化症（ALS） a) 古典型ALS b) 認知症を伴うALS c) 家族性ALS
下位運動ニューロン障害	脊髄性筋萎縮症（SMA） a) SMA type1（infantile SMA, Werdnig-Hoffmann disease） b) SMA type2（intermediate SMA） c) SMA type3（juvenile SMA, Kugelberg-Welander disease） 球脊髄性筋萎縮症（BSMA, Kennedy-Alter-Sung disease）

（田崎義昭，斎藤佳雄著，坂井文彦改訂：ベッドサイドの神経の診かた，改訂17版，南山堂，p. 441, 2010より改変）

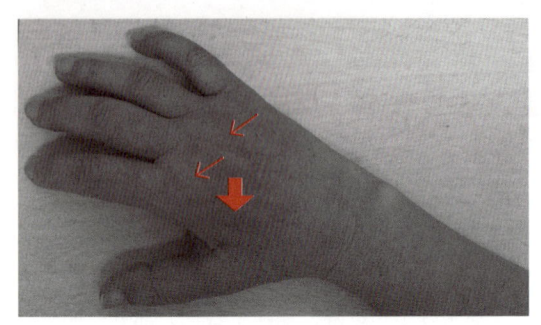

図 4-19 筋萎縮性側索硬化症患者の上肢
虫様筋の萎縮を認める．矢印の部分が萎縮筋．

> **Memo 22**
> 筋萎縮性側索硬化症の球麻痺に対する訓練
> 有効なのは，呼吸訓練，食物形態の指導，食事姿勢の指導，コミュニケーション手段の獲得などである．

射の減弱ないしは消失

　四肢腱反射は上位，下位いずれの運動ニューロンの症状が強いかで亢進例と低下例がある．バビンスキー（Babinski）反射は約50％で陽性である．感覚障害，眼球運動障害，膀胱直腸障害，褥瘡は出現せず，これを4つの陰性徴候ということがある．しかし，近年，人工呼吸器を使用して長期に生存している患者では，眼球運動障害が高率に出現することがわかっている．運動ニューロンの障害はALSの早期の障害をみており，経過が長くなれば多系統に神経障害が出現するものと考えられる．

　個人差はあるが，ALSの進行は一般的には急速で，人工呼吸器を使用しない場合は呼吸不全で平均3～5年で死亡する．

　検査については針筋電図所見が有用で，典型的な神経原性変化（高振幅電位，多相性電位）を示す．また安静時に陽性棘波，線維性収縮を認める．神経伝導速度は正常であるが，複合筋活動電位は低下する．血清CKが軽度上昇することが多いが，その他の血液検査，髄液検査には異常を認めない．

　（☞ Memo 22 参照）

2 脊髄性進行性筋萎縮症

　下位運動ニューロンのみの障害を呈し，上位運動ニューロン障害を認めない疾患である．線維束性収縮を伴う左右対称性の筋萎縮・筋力低下があり，腱反射は低下ないし消失する．剖検では古典型と同一の所見であり，現在はALSの1亜型と考えられている．

3 家族性筋萎縮性側索硬化症

　臨床像は孤発性ALSと変わらない．家族性ALSについてはSOD1のほか，複数の原因遺伝子が報告されている．常染色体性優性・劣性遺伝の両者が存在する．

4 脊髄性筋萎縮症

　脊髄性筋萎縮症（spinal muscular atrophy：SMA）は，脊髄の運動神経細胞（脊髄前角細胞）の病変によって起こる神経原性の筋萎縮症である．体幹や四肢の筋力低下，筋萎縮を進行性に示す．小児期に発症するSMAは第5染色体に病因遺伝子を持つ劣性遺伝性疾患だが，成人発症のSMA Ⅳ型は遺伝子的に複数の成因の混在が考えられる．発症年齢により4型に分類される．

①Ⅰ型：重症型［ウェルドニッヒ・ホフマン（Werdnig-Hoffmann）病］

　出生2万人に対し1人程度で，1歳以内に発症する．生下時より四肢・頸部の筋力や筋緊張の低下を認め，いわゆるフロッピー・インファント（ぐにゃぐにゃ児）と呼ばれる状態を呈する．ま

た，哺乳・嚥下困難，呼吸困難などの運動機能障害がみられる．予後不良で，人工呼吸器をつけなければ1歳半までに死亡する．

②Ⅱ型：中間型

1歳半までに下肢優位の筋力低下で発症する．立位や自力歩行が不能となる．

③Ⅲ型：軽症型［クーゲルベルグ・ベランダー（Kugelberg-Welander）病］

Ⅰ型と同じ第5染色体の異常によるもので，表現型の違いと考えられている．2〜15歳に発症する．下肢近位筋の萎縮と筋力低下が主症状で，球麻痺は認めない．また，自力歩行可能の時期は長いが，30歳頃までに多くは歩行不能となる．

④Ⅳ型：成人型

成人期に発症する．発症年齢が遅いほど進行のスピードは緩やかとなる．

5 球脊髄性筋萎縮症

球脊髄性筋萎縮症［ケネディー・アルター・サンク病（Kennedy-Alter-Sung disease：KAS)］は，成人期に発症する緩徐進行性の下位運動ニューロン疾患で，男性にのみ発症する．X染色体上のアンドロゲン受容体遺伝子内のCAGリピート病である．20〜40歳代で発症し，球麻痺と四肢近位筋の萎縮を認める．男性性腺機能の低下，女性化乳房がみられ，顔面・舌の線維束性攣縮がある．緩徐進行性で，60歳頃までは歩行も可能で日常生活は自立しているが，球麻痺症状で肺炎を繰り返すようになる．

My Memo

M 脱髄性疾患

ニューロンは神経系を構成する細胞であり，情報の処理と伝達を担っている．ニューロンに情報が入ってくると，活動電位を発生させ他の細胞に情報を伝達していく．ニューロンは細胞核のある細胞体と他の細胞からの情報入力を受ける樹状突起，他の神経細胞に情報を伝達する軸索から構成される．軸索の一部にはグリア細胞が巻きついてできた髄鞘と呼ばれる構造を持つものがあり，有髄神経線維と呼ばれる（図4-20）．髄鞘はイオン電流の漏洩を防ぐ絶縁体として働き，また電気的信号の伝導速度を上げる跳躍伝導にも関与するため電気情報の伝達がスムーズに行われる．髄鞘が主に障害を受け，中の軸索が保たれる現象を脱髄といい，いったん正常に形成された髄鞘が何らかの原因で一時的に障害される疾患を脱髄性疾患という．

狭義には中枢性の髄鞘破壊性疾患を，広義には遺伝性の髄鞘形成不全や炎症性脱髄を含む．末梢神経系の脱髄疾患は末梢神経障害の項で述べる．

1 多発性硬化症

a. 概念

多発性硬化症（multiple sclerosis：MS）は，中枢神経系脱髄疾患の中で最も有病率が高く，若年成人に発症することが多い．発症率には人種差があり，白人で高く，アジア人種や黒人では少ない．また欧米でも緯度の高い地域では発症率が高くなる．北欧での有病率は10万人あたり50〜100人前後で，特定の地域では200人と非常に有病率の高いところもあるが，わが国での有病率は8〜9人前後である．しかし，生活の欧米化に伴いわが国での患者数も増えてきており，遺伝子異常と環境因子が発症に関与していると考えられている．MSの病因としては諸説あるが，髄鞘のミエリンを標的としてT細胞が関与する自己免疫疾患説が有力である．

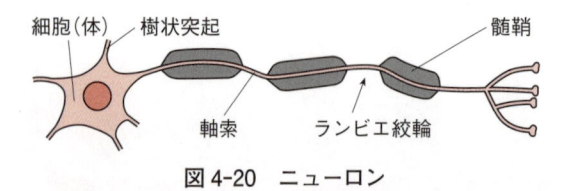

中枢神経に時間的・空間的多発性の（multiple）脱髄巣が出現する．脱髄巣が陳旧化すると，グリオーシスをきたして組織が硬くなる（硬化 sclerosis）という病理病変の特徴から病名が名づけられた．

障害部位の分布から古典型MSと視神経脊髄型に分けられる．古典型MSは，大脳・小脳・脳幹・視神経・脊髄いずれの部位にも病変が出現するタイプで，西欧型MSともいわれる．視神経脊髄型は，視神経と脊髄に病変が限局しており，日本人を含むアジア人種に多い．視神経脊髄型は近年，アクアポリン4抗体という特異な自己抗体の陽性率が高いことが判明し，最近では古典型と視神経脊髄型は異なる疾患単位であると考えられている．

b. 症状

青年期（10代後半〜30歳代）を中心に発症する．女性にやや多く男女比は1：2〜3である．脱髄が中枢神経のどこに出現するかで，さまざまな症状が出現する．初発症状として多いのは急性

図4-20 ニューロン

視神経炎による視力低下，脊髄病変による対麻痺および膀胱直腸障害，脳幹病変による複視などである．そのほかに片麻痺，歩行障害，上下肢の知覚異常などがある．これらの症状が再発，寛解を繰り返すのが特徴である．病型によっては寛解せずに進行増悪する場合もある．

c. 障害部位と症状

1. 視神経

視神経炎を起こし視力低下が突然出現する．患者は「目の前にもやがかかったようだ」「色がよくわからない」などと訴える．

2. 脊髄

急性もしくは亜急性に脊髄横断症状（対麻痺，四肢麻痺，帯状のレベルを持った感覚障害，膀胱直腸障害）を呈する．バビンスキー（Babinski）反射，チャドック（Chaddock）反射などの病的反射が陽性となる．MSに特徴的な症状として以下のものがある．

①レルミッテ（Lhermitte）徴候：頸部を前屈させると背部から殿部，あるいは下肢に向かって電気が走るような強いびりびり感が出現する．

②有痛性強直性痙攣：自発的あるいは外的刺激（手や足を曲げたりする身体運動や触刺激）により上肢や下肢が発作性に強直し強い痛みを伴う．1回の発作は数十秒でおさまる．

3. 脳幹・小脳症状

眼球運動障害による複視，核間性眼筋麻痺がよくみられる．その他にも眼振やめまい，小脳失調，構音障害，三叉神経痛などがある．

4. 大脳症状

片麻痺がみられる．症状が進行すると感情鈍麻，認知障害，知能障害が出現することもある．

5. その他

①ウートフ（Uhthoff）徴候（温浴効果）：発熱，温浴などで体温上昇時に神経症状が一時的に増悪する．体温が下がれば症状は改善する．

d. 診 断

MRI T2強調画像で高信号を呈する複数の脱髄巣がみられる．とくに脳室周囲，皮質下白質，脊髄に好発する（図4-21）．中枢神経症状が2ヵ所以上存在すること，症状の再発寛解もしくは慢性進行を認める場合，多発性硬化症を疑う．膠原病や血管障害などの他の神経疾患で類似の症状を呈することもあり，除外診断が大切である．

e. 治 療

急性期は副腎皮質ステロイド投与，再発予防にはインターフェロンの自己注射を行う．時には免

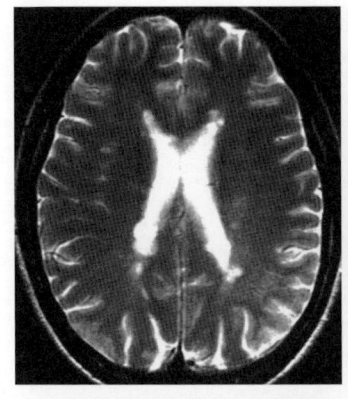

a. 脳室周囲に点在する白質病巣　　b. 白質病巣

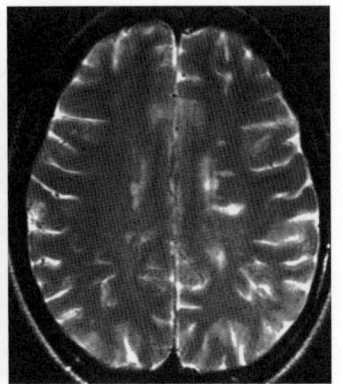

図4-21　多発性硬化症のMRI T2強調画像

> **Memo 23**
>
> **ギラン・バレー症候群との違い**
>
> 多発性硬化症が中枢神経の脱髄であるのに対して，ギラン・バレー（Guillain-Barré）症候群は末梢神経の脱髄疾患である．しかし厳密にいえば，ギラン・バレー症候群は脱髄のみならず軸索変性型も存在する（N　末梢神経障害の項参照）．またギラン・バレー症候群は単発性で基本的には予後良好である．

疫抑制薬を使用することもある．

（☞ **Memo 23** 参照）

2　急性散在性脳脊髄炎

急性散在性脳脊髄炎（acute disseminated encephalomyelitis：ADEM）は，急性発症の中枢神経系の炎症性・脱髄性疾患である．多発性硬化症が多相性であるのに対し，ADEMは単相性の経過をとる．麻疹，風疹，水痘，流行性耳下腺炎などのウイルス疾患罹患後，もしくは狂犬病ワクチン，痘瘡ワクチン，日本脳炎ワクチンなどのワクチン接種後に発症するものと，上記のようなきっかけがないものに大別される．ウイルス感染が引き金となった自己免疫機序が示唆されている．

ウイルス感染やワクチン接種の数日から2週後に急激に発症する．病変部位により症状は多彩だが，初期症状として髄膜刺激症状を認めやすく，通常の脳炎型では髄膜刺激症状以外に，高熱，意識障害，痙攣，片麻痺，失語，脳神経麻痺，小脳症状（眼振，小脳失調など）などがみられる．神経症状は数日から2週間ほど続き，徐々に改善する．

3　白質ジストロフィー

髄鞘や乏突起膠細胞（オリゴデンドログリア）形成不全による障害の中で遺伝子異常（常染色体劣性，伴性劣性遺伝など）に伴う疾患群を指す．とくに大脳白質に病変の主座がある．緩徐進行性で，認知障害，性格変化のほか視力障害や深部腱反射亢進を認める．クラッベ（Krabbe）病，異染性白質ジストロフィーなど複数の疾患が含まれる．

N 末梢神経障害

神経系は中枢神経と末梢神経からなる．中枢神経は脳と脊髄からなり高次の脳機能を司るのに対して，末梢神経は中枢神経系と身体の末梢部を連絡する伝導路であり，情報を中枢神経に送ったり，中枢神経からの指令を伝える働きがある．末梢神経には知覚や運動を司る体性神経と内臓の働きを調整する自律神経がある．

1 分類

①単神経障害：1本の末梢神経のみが障害される．
②多発性単神経障害：複数の末梢神経幹が障害される．全身疾患，とくに血管炎の末梢神経障害としてよくみられる．
③多発神経障害：四肢末端に障害が強く，手袋・靴下型の障害といわれる．

末梢神経障害の原因は多様である（表4-15）．

2 症候

①運動神経系：筋力低下，運動麻痺，筋トーヌス低下，筋萎縮がみられる．腱反射は減弱もしくは消失する．筋線維束攣縮がみられる．
②感覚神経系：感覚鈍麻，異常感覚（しびれなど）など．
③自律神経系：血管運動神経系の異常（起立性低血圧など），消化管の調節障害，発汗異常など．

3 主要疾患

a. ギラン・バレー症候群

1. 概念

ギラン・バレー（Guillain-Barré）症候群は，急速に発症する四肢筋力低下と腱反射消失・低下を主徴とする自己免疫性末梢神経疾患である．多くの場合，感冒や下痢などの先駆症状後1週間から10日くらいして急速に進行する運動麻痺が出現するのが特徴である．末梢神経の髄鞘が一次的

表4-15 多発神経炎の原因に基づく分類

免疫性	ギラン・バレー症候群，フィッシャー症候群，慢性炎症性脱髄性多発ニューロパチー（CIDP）など
遺伝性	遺伝性運動感覚性ニューロパチー，家族性アミロイドニューロパチーなど
血管炎性	アレルギー性肉芽腫性血管炎
中毒性	金属（鉛，有機水銀，ヒ素），薬剤（イソニアシド，シスプラチンなど），慢性アルコール中毒
感染性	ハンセン（Hansen）病，HIV感染症，ライム（Lyme）病
全身疾患に伴うもの	糖尿病性，癌性，パラプロテイン血症など
栄養障害性	ビタミンB_1，B_6，B_{12}，E欠乏
絞扼性	手根管症候群，肘部管症候群，橈骨神経麻痺，腓骨神経麻痺

に障害される脱髄型と，軸索が一次的に障害される軸索型に大別される．1〜3週間で症状はピークを迎え，その後はだんだん軽快するが，重症例では後遺症を残すこともある．一般的に軸索型は回復に時間がかかり，脱髄型に比べ予後不良である．

2. 症　状

多くの症例では発症の数日から2週間前に，上気道感染や下痢などの消化器症状が先行する．両下肢の筋力低下による歩行障害から始まり，上行性に進行し上肢や全身に波及する型が多い．呼吸麻痺をきたした場合には，レスピレーターの装着が必要となる．深部腱反射は全体的に減弱ないし低下する．両上肢の筋力低下で発症する型や両側顔面筋の筋力低下，複視，嚥下障害で発症する型もある．

筋力低下は全身に進展し，歩行不能，臥床状態になることも多く，嚥下・咀嚼困難，呼吸困難を呈することもある．感覚障害は，四肢遠位部のしびれ感や痛みなどの自覚的異常感覚を訴えるが，運動麻痺に比べて軽度であり感覚症状がないこともある．

また，頻脈・不整脈・血圧の変動・起立性低血圧などの自律神経障害を認めることがある．まれに膀胱直腸障害を認めることもある．予後は一般的には比較的良好で，数週間で症状はピークに達した後，4〜6ヵ月で軽快する例が多い．ただし重度な障害を残すこともある．軽症例では自然回復するのがこの疾患の特徴である．

3. 検査所見

髄液検査では，細胞数は正常だが蛋白のみ上昇するいわゆる蛋白細胞解離がみられる．神経伝導速度の低下が脱髄型の特徴である．針筋電図では神経原性変化が出現する．また，血清の各種抗ガングリオシド抗体が検出されることが多い．

4. 治療と予後

軽症例では自然回復する．重症例では免疫グロブリン大量投与，血漿交換を行う．呼吸筋麻痺に対しては人工呼吸管理を行う．リハビリテーションも大切である．

b. フィッシャー症候群

フィッシャー（Fisher）症候群は，ギラン・バレー症候群の亜型である．外眼筋麻痺，腱反射消失，運動失調を3主徴とし，歩行時のふらつきや複視で発症する．やはり髄液の蛋白細胞解離を示す．ガングリオシドに対する抗GQ1B抗体価が高率に上昇している．

c. 慢性炎症性脱髄性多発ニューロパチー（CIDP）

四肢の脱力としびれ（運動・感覚異常）を反復する慢性疾患である．髄液では蛋白細胞解離を示すことがある．炎症性脱髄疾患とされている．

d. シャルコー・マリー・トゥース病

1. 概　念

シャルコー・マリー・トゥース（Charcot-Marie-Tooth）病は，四肢遠位部，とくに下腿の筋萎縮を伴う末梢神経障害で，遺伝性の変性疾患である．一般に緩徐進行性である．単一の疾患ではなく複数種の遺伝学的異常を持った疾患の集合体であり，20種以上の遺伝子異常が発見されている．

2. 症　状

小児期から若年成人期に下肢遠位筋の筋力低下と萎縮が緩徐に出現する．四肢腱反射は早期から低下する．

3. 検査，診断

神経伝導速度検査では脱髄障害型で著明な伝導速度低下がみられ，軸索障害型では誘発電位の低下が強い．遺伝子診断に関しては，この疾患の原因遺伝子は20種類以上発見されているが，*PMP22*遺伝子異常が最も多い．遺伝歴があれば診断はより確実であるが，*PMP22*は新たな遺伝子異常が起こりやすい遺伝子であり，患者が発端者であることも少なくない．

（☞ Memo 24 参照）

> **Memo 24**
>
> **鶏歩**
>
> 腓骨神経に支配される下腿伸筋群に筋力低下，筋萎縮が強いため，下肢はだらんと垂れ下がり（垂れ足 drop foot），歩行時につま先が地面に引っかかるのを避けるために患者は膝を高く上げて歩く．この歩行を，ニワトリが歩く格好に似ているため鶏歩という．

4. 予後

進行性だが生命予後は良好である．足の変形，凹足，内反尖足もみられる．典型的なのは下腿の筋萎縮で，シャンペン・ボトルをさかさまにしたような形状から「逆シャンペン・ボトル型萎縮」と呼ばれる．上肢では猿手がみられる．感覚障害は運動障害に比べて軽度のことが多い．

e. ビタミン B_1 欠乏症

心不全，末梢神経障害（脚気）がみられる．末梢神経障害は足の遠位部の痛みを伴うしびれで発症することが多い．異常感覚は徐々に上行し，遠位部の筋力低下や筋萎縮も出現する．アルコール多飲者や極端な偏食でみられる．末梢神経障害以外に，ウェルニッケ・コルサコフ（Wernicke-Korsakoff）症候群（重度の前向性健忘と短期逆行性健忘，作話が特徴）もビタミン B_1 欠乏症により発症する．

f. 特発性末梢性顔面神経麻痺

特発性末梢性顔面神経麻痺［ベル（Bell）麻痺］は，原因不明の末梢性顔面神経麻痺である．近年，ヘルペス・ウイルス（HSV-1）との関連が示唆されている．症状としては，急性に一側の顔面筋の麻痺が生じる．兎眼（眼輪筋の麻痺のため閉眼できない状態），口輪筋麻痺による閉口困難に加え，鼓索神経障害による舌前2/3の味覚障害や，アブミ骨麻痺による聴覚過敏などが出現することがある．

g. 糖尿病性ニューロパチー

感覚性または感覚運動性多発神経炎として発症することが多い．手袋・靴下型感覚障害を認め，上肢より下肢に症状が強い．腱反射は低下もしくは消失する．症状が進行すると，運動障害も出現する．そのほかにも自律神経が障害されるタイプ，脳神経麻痺が出現するタイプ（血管障害が機序として考えられている）などがある．

h. 圧迫性（絞扼性）ニューロパチー

末梢神経は長い距離を走行するので，その間に何らかの圧迫などで損傷を受けることが多い．

1. 手根管症候群

手根管とは手掌近位中央，母指球と小指球との間にあるトンネルであり，正中神経以外に手指を動かす筋群の腱が複数通っている．正中神経が手根管内で圧迫されて生じる絞扼神経障害を，手根管症候群と呼ぶ．手根管症候群は末梢神経絞扼障害の中で最も多い．中年以降の女性に多く，手掌橈側から母・示・中指および環指の橈側半分までの疼痛，異常感覚が生じる．夜間にしびれ，痛みが出現するのが特徴的である．これは就寝中に無意識に手関節が屈曲位におかれるとともに，体温調節のため手の血流が増加して出現すると考えられている．手根管入口部を叩打すると放散痛が生じる［ティネル（Tinel）徴候］．また手関節を他動的に90度掌屈位で1分間保持すると，指尖部のしびれが出現する［ファーレン（Phalen）徴候］．正中神経筋枝は短母指屈筋深頭を除くすべての母指球筋（短母指外転筋，短母指屈筋浅頭，母指対立筋）を支配する．症状が進行すると母指球筋の萎縮が出現する．そのため母指球の隆起がほとんどなくなり，いわゆる猿手（ape hand）をきたす（図4-22）．

2. 肘部管症候群

肘部内側で上腕骨内側上顆尺骨神経溝から橈側手根屈筋起始部にいたる間隙を肘部管と呼ぶ．肘

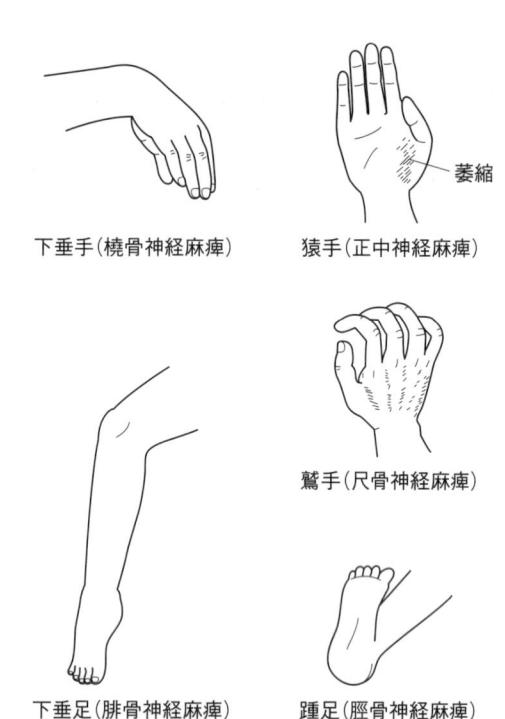

下垂手(橈骨神経麻痺)　猿手(正中神経麻痺)

萎縮

鷲手(尺骨神経麻痺)

下垂足(腓骨神経麻痺)　踵足(脛骨神経麻痺)

図4-22　末梢神経障害における異常肢位
(川平和美編：標準理学療法学・作業療法学専門基礎分野 神経内科学、第3版、p.77、医学書院、2009より改変)

部管で尺骨神経が絞扼され生じる障害を肘部管症候群といい、手根管症候群に次いで頻度の高い末梢神経絞扼障害である。とくに小児期の上腕骨骨折後に成長に伴って出現する外反肘による尺骨神経麻痺のことを、遅発性尺骨神経麻痺という。尺骨神経支配領域（掌側の小指と環指尺側半分、小指球部、背側の小指と環指背側から手背尺側1/3）での知覚障害と母指内転筋筋力低下を認める。尺側の虫様筋麻痺のため環指・小指が伸びない鷲手変形がみられる。母指と示指で紙をつまむ時に麻痺した母指内転筋の代わりに母指IP関節が屈曲する［フローマン（Froment）徴候］。

3. 橈骨神経麻痺

橈骨神経の上腕中央部での傷害では、母指（親指）・示指・中指の背側を含む手背（手の甲）から前腕の母指側の感覚障害が生じ下垂手になる。上腕部での麻痺の原因は、開放創や挫傷、上腕骨骨折や上腕骨顆上骨折などの骨折、圧迫などにより生じる。

一方、肘の屈側での後骨間神経の傷害では、下垂指になり、感覚の障害がない。後骨間神経麻痺の原因は、ガングリオンなどの腫瘤、腫瘍、骨折などの外傷、神経炎、運動のしすぎによる絞扼性の神経障害などで生じる。

前腕から手首にかけての母指側の橈骨神経の分枝が外傷などで障害を受けると、種々の知覚障害が生じる。障害部位により前腕から手背の母指側、母・示・中指の背側の感覚障害が生じるが、下垂手は生じない。

4. 腓骨神経麻痺

腓骨神経は坐骨神経から分岐し、膝関節の後方で膝外側にある腓骨頭の後ろを巻きつくように走行している。その部は、神経の移動性が乏しく、骨と皮膚・皮下組織の間に神経が存在するため、外部からの圧迫により容易に麻痺が生じる。原因として最も多いのは、腓骨頭部（膝外側）の外部からの圧迫である。下肢の牽引などで仰向けに寝た姿勢が長時間続いたり、ギプス固定をしている時に、腓骨頭部が後ろから圧迫されると発症する。ガングリオンなどの腫瘤、腫瘍、開放創や挫傷、腓骨頭骨折やその他の膝の外傷などによっても生じる。腓骨頭部での圧迫損傷により下垂足をきたす。

O ミオパチー

1 筋萎縮

筋萎縮には，以下のような3つの原因がある．
①神経原性の疾患によるもの
②筋原性の疾患によるもの
③廃用性によるもの（長期間，筋を使わないことによる）

原因別に，それぞれの特徴を**表 4-16**に示した．
（☞ Memo 25 参照）

a．神経原性筋萎縮

①原因：脊髄前角障害によるもの（例：筋萎縮性側索硬化症など）と，末梢神経障害によるもの［例：外傷，シャルコー・マリー・トゥース（Charcot-Marie-Tooth）病など］がある．
②萎縮部位：四肢遠位筋優位の筋萎縮である．進行すると，近位筋にも及ぶ．
③特徴的な神経学的所見：線維束性収縮を認める．線維束性収縮とは，筋の萎縮部でみられる不随意にピクピクする動きである．
④検査所見：血清CK（クレアチンホスホキナーゼ）は正常範囲内である．筋病理所見では，群集萎縮と呼ばれる，正常筋線維束の中に萎縮し角張った小径線維の群が散在している所見で，神経原性萎縮の特徴的な所見がみられる．

b．筋原性筋萎縮

①原因：筋ジストロフィーや筋炎など，さまざまな筋疾患で生じる．
②萎縮部位：四肢近位筋優位の筋萎縮である．一般に筋力低下が，萎縮より先に出現する．
③神経学所見：腱反射の低下を認める（☞ Memo 26）．線維束性収縮は，一般に認めない．
④検査所見：血清CKの上昇を認める．筋細胞が変性すると，筋原性酵素であるCKやAST（GOT），ALT（GPT），LDHなどが血清中に遊出し，上昇する．筋病理所見では，筋線維の大小不同などの所見を認める．

なお，血清CKの上昇は，筋疾患で認められ，診断的価値が高い．

c．その他の特徴的な筋萎縮

①翼状肩甲：前鋸筋の筋萎縮と筋力低下のため

表 4-16 神経原性筋萎縮と筋原性筋萎縮の鑑別

	神経原性	筋原性
筋萎縮	四肢遠位筋優位	四肢近位筋優位
筋力低下		萎縮より先行
線維束性収縮	＋	－
血清CK値	正常	上昇
筋病理の特徴所見	群集萎縮	筋線維の大小不同

Memo 25

神経原性筋萎縮と筋原性筋萎縮の鑑別

神経原性筋萎縮は，四肢遠位筋優位であり，反対に，筋原性筋萎縮は，四肢近位筋優位の筋萎縮を呈することが，両者を鑑別する点で役に立つ．

Memo 26

腱反射の低下

腱反射の低下は，ミオパチーのほか，末梢神経障害などの下位ニューロンの障害で認める所見である．

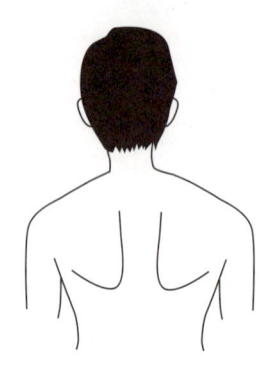

図4-23 翼状肩甲

に，肩甲骨の内側縁が浮き上がり，鳥の翼のような形状をとることをいう（図4-23）．翼状肩甲をとる代表疾患には，顔面肩甲上腕型筋ジストロフィー（筋原性筋萎縮）（筋ジストロフィーの項を参照），長胸神経の障害（神経原性筋萎縮）がある．

> **Memo 27**
> **X染色体劣性遺伝**
> X染色体の異常で発症する．ヒトでは，女性にはX染色体が2本，男性にはX染色体とY染色体が1本ずつある．女性の場合，1本のX染色体に異常があっても，もう一方が正常ならば，発病しない（保因者になる）．しかしながら，男性の場合，X染色体に異常があれば発病する．この男性のX染色体は，必ず母親から由来する．

2 疾患各論

a. 筋ジストロフィー

筋疾患の代表である．筋ジストロフィーには，いくつかの型があり，各々の特徴は把握しておく必要がある．

1. デュシェンヌ型筋ジストロフィー

①概念・成因：デュシェンヌ（Duchenne）型筋ジストロフィーは，X染色体短腕に存在するジストロフィン遺伝子の完全欠損による．ジストロフィンは筋細胞膜の構成蛋白である．X染色体劣性遺伝（☞ Memo 27）のため，男児に発症する．
②筋病理所見
ⓐ筋線維直径の大小不同．
ⓑ筋線維が結合組織や脂肪組織に置換される．
ⓒ筋線維の変性・壊死．
ⓓ筋線維と筋線維の間が広くあいてみえる．
ⓔ筋形質膜のジストロフィン蛋白が欠乏．
③症状：幼児期（3〜4歳）に発症する．下肢帯，体幹から筋力低下が始まり，転倒しやすいとか，走るのが遅いことで気づかれる．

進行すると，両膝に手をあてて，それを支えにして自分の体をよじ登るようにして立つようになる．これは登攀性起立［ガワーズ（Gowers）徴候］と呼ばれ，腰帯筋の筋力低下を示す徴候である．同時期に，下腿（ふくらはぎ）の仮性肥大を認めるようになる．さらに進行すると，脊柱前弯が強くなり，動揺性歩行（腹を前に突き出し，腰をふるアヒルのような歩き方）をするようになる（☞ Memo 28）．腰帯や下肢近位筋の筋力低下に続いて，上肢帯や上肢近位筋の筋力低下が出現する．進行が早く，10歳前後で歩行不能となる．筋組織が減るために，関節の拘縮，脊柱の変形をきたす．

末期には心筋障害による心不全，呼吸不全をきたす．20歳前後で死亡することが多い．中枢神経系は，病理学的には障害されない．

機能障害の経過は，厚生省筋萎縮症研究班の機能障害度分類に規定された一定のパターンに従うことが多い（表4-17）．

④検査所見：血清酵素［AST（GOT），ALT（GPT），LDH，CK，アルドラーゼ］の上昇がみられる．

⑤診断：筋生検による．筋形質膜のジストロフィン蛋白の欠損を認める．

2. ベッカー型筋ジストロフィー

①概念・成因：ベッカー（Becker）型筋ジス

Memo 28
ふくらはぎの仮性肥大／動揺性歩行

ふくらはぎの仮性肥大は，主にデュシェンヌ型やベッカー型の筋ジストロフィーで認められる．筋が肥大するのではなく，脂肪に置き換わる．

動揺性歩行は，腰帯筋や下肢近位筋が侵された場合に出現する．デュシェンヌ型やベッカー型，肢帯型筋ジストロフィー，多発性筋炎などで認められる．

トロフィーは，デュシェンヌ型と同じく，X染色体短腕に存在するジストロフィン遺伝子の欠損による．また，デュシェンヌ型と同じく，X染色体劣性遺伝のため男児に発症する．

②症状：発症は，デュシェンヌ型より少し年長の5～10歳頃が多い．初発症状は，デュシェンヌ型と同様，下肢の筋力低下で気づかれることが多い．筋力低下の進行は遅く，デュシェンヌ型より軽症である．

③検査所見：血清酵素［AST（GOT），ALT（GPT），LDH，CK，アルドラーゼ］の上昇がみられる．

④診断：筋生検による．筋形質膜のジストロフィン蛋白の「まだらな」欠損を認める．

3．顔面肩甲上腕型筋ジストロフィー

①概念：顔面，肩甲，上腕筋が優位に障害される．常染色体優性遺伝である．発症は20歳前後で，男女とも同率である．

②症状：顔面筋の筋力低下から始まることが多い．肩甲骨周囲に筋力低下が及ぶと，翼状肩甲を呈する（筋萎縮の項参照）．外眼筋，咽頭筋，心筋は，通常侵されない．

③予後：進行は遅く，良好である．

4．肢帯型筋ジストロフィー

①概念・症状：下肢帯から上肢帯にかけて四肢近位筋優位の筋力低下・筋萎縮をきたす．筋肉のジストロフィー変化は，デュシェンヌ型と比較して軽度である．

5．先天性筋ジストロフィー

①概念：生下時から，筋力低下などの筋症状がある筋ジストロフィーである．わが国では，福山型が最も多い．常染色体劣性遺伝である．

②症状：新生児期もしくは乳児早期から，近位筋優位の筋力低下と筋緊張の低下が生じ，フロッピーインファントを呈する．フロッピーインファントとは，生下時から全身の筋緊張を示す乳児のことで，体がやわらかく，ぐにゃぐにゃしているという特徴がある．また，精神発達遅滞を伴う．

③予後は不良で，平均寿命は17.6歳である．

b．筋強直症候群

ミオトニア（myotonia：筋強直）とは，筋の収縮が長く続く状態のことをいう．たとえば，手を強く握らせた後，急に手を開くことができない状態を指す（把握性ミオトニア）．ミオトニアを主な症状とする疾患を総称して筋強直症候群（myotonic syndrome）という．

1．筋強直性ジストロフィー

①概念・成因：常染色体優性遺伝で，10代以

表4-17 筋ジストロフィー機能障害度の厚生省研究班分類

ステージⅠ	階段昇降可能 a―手の介助なし b―手の膝おさえ
ステージⅡ	階段昇降可能 a―片手手すり b―片手手すり膝手 c―両手手すり
ステージⅢ	椅子からの起立可能
ステージⅣ	歩行可能 a―独歩で5 m以上 b―一人では歩けないが物につかまれば歩ける（5 m以上） 　1）歩行器　2）手すり　3）手びき
ステージⅤ	起立歩行は不能であるが，四つ這いは可能
ステージⅥ	四つ這いも不可能であるが，いざり這行は可能
ステージⅦ	いざり這行も不可能であるが，座位の保持は可能
ステージⅧ	座位の保持も不能であり，常時臥床状態

降に発症する．ミオトニア（筋強直）と筋力低下・筋萎縮を主症状とする疾患である．

②症状

ⓐミオトニア：代表的なミオトニアには，力を入れて手を握らせた後，開くように命令しても，なかなか手指を開くことができない把握ミオトニアと，母指球筋や舌を叩くと，筋が収縮した状態が続く叩打性ミオトニアの2種類がある．

ⓑ全身筋力低下と筋萎縮：四肢遠位筋から始まるが，ミオパチーは一般的に近位筋から始まる．顔面筋や胸鎖乳突筋に顕著である．

ⓒ多臓器障害

③検査所見：針筋電図で，ミオトニア放電を認める．

④診断：遺伝子診断を行う．

c. 多発性筋炎・皮膚筋炎

①概念・成因：自己免疫機序による炎症性筋疾患である．主に四肢近位筋と体幹筋の筋力低下が現れる．女性に多い．

②症状：四肢近位筋優位にほぼ左右対称の筋力低下，筋萎縮をきたす．皮膚筋炎では，皮膚症状を呈する．眼瞼の浮腫を伴う紫紅色の腫脹は，ヘリオトロープ疹と呼ばれ，手指関節の落屑を伴う紅斑は，ゴットロン（Gottron）徴候と呼ばれる．

③筋炎の合併症：悪性腫瘍，間質性肺炎．

④検査所見：赤沈の亢進がみられる．筋逸脱酵素［CKやAST（GOT），ALT（GPT），LDH］やミオグロビンが上昇する．20〜30%で，抗Jo-1抗体が陽性である．

⑤診断：筋生検．

d. 周期性四肢麻痺

①概念・成因：繰り返す四肢の弛緩性麻痺発作が特徴である．低カリウム血性が代表的である．発作は，1時間未満から数日繰り返す．両下肢から体・上肢へと脱力発作は進行する．

1. 低カリウム血性周期性四肢麻痺

原因として，家族性（遺伝性）と症候性がある．家族性は男子に多く，10〜20歳頃に発症する．症候性の原因として，甲状腺機能亢進症によるものと，低カリウム血症をきたす疾患（薬剤や尿細管アシドーシスなど）によるものがある．発作の特徴として，前日に激しい運動や糖質，アルコールを過剰摂取した翌日の早朝に多い．

P 神経筋接合部疾患

神経筋接合部とは，末梢運動神経と筋の「つなぎ目」のことである．障害されると神経から筋への伝導が阻害され，筋力の低下が生じる．神経筋接合部が障害される代表的疾患は，重症筋無力症，イートン・ランバート（Eaton-Lambert）症候群，ボツリヌス中毒である．

1 重症筋無力症

a. 概念

神経筋接合部の障害で，自己免疫機序が想定されている．

b. 疫学

女性に多い．男性は50〜60歳に，女性は20〜30歳に発症のピークがある．

c. 分類

発症年齢と障害された筋の特徴による，Ossermannの分類が用いられている（表4-18）．

d. 症状

眼筋型と全身型に大別される．眼筋，咽頭筋，頸筋が最も障害されやすく，その次に，四肢近位筋，呼吸筋が障害されやすい．眼筋（☞Memo 29）が障害されると，眼瞼下垂，複視が生じ，咽頭筋が障害されると，構音障害や嚥下障害が生じる．50〜60%の症例の初発症状は，眼瞼下垂や複視などの眼症状であることが多い（眼筋型）．

運動の繰り返しや持続により筋力が低下するが，休息により回復する．また，早朝は症状が軽く，午後には症状が強くなるといった日内変動がある．

e. 検査

テンシロンテスト（☞Memo 30）が陽性である．胸腺疾患（とくに胸腺腫）を合併することが多い．

電気生理検査は，反復誘発筋電図が有用であり，反復電気刺激で，waning（誘発される反応の振幅が次第に減弱すること）を認める．

表4-18 Ossermannの分類

A. 新生児型
B. 若年型
C. 成人型
Ⅰ型（眼筋型）
Ⅱ型（全身型）
ⅡA型（軽症全身型）
ⅡB型（中等度全身型）
Ⅲ型（急性劇症型）
Ⅳ型（晩期重症型）
Ⅴ型（筋萎縮型）

Memo 29
眼筋

眼筋には，外眼筋と内眼筋がある．

外眼筋は，眼球運動障害に携わる筋の総称で，上直筋，下直筋，内側直筋，外側直筋，上斜筋，下斜筋が含まれる．外眼筋が障害されると，眼球運動が障害されて複視や注視麻痺が起こる．

内眼筋は，ものをみる時の焦点調節に携わる瞳孔の大きさを調整する筋の総称である．

重症筋無力症では，外眼筋が障害される．

> **Memo 30**
> **テンシロンテスト**
>
> 　重症筋無力症の治療薬であるコリンエステラーゼ阻害薬（テンシロンは商品名で，一般名はエドロホニウム塩化物）を注射し，症状の改善がみられるかどうかテストすること．
> 　改善すれば，陽性と判定する．
> 　例：眼瞼下垂の患者にテンシロンを注射し，すみやかに目が開いた場合は，陽性と判定する．

血液中の抗アセチルコリン抗体が陽性である．

f．予　後

眼筋型の予後は，良好である．

2　イートン・ランバート症候群

a．概念・原因

悪性腫瘍（肺小細胞癌が最も多い）に伴って，神経筋移行部での伝導障害をきたすものである．中高年の男性に多い．

b．症　状

下肢近位筋の筋力低下と易疲労性が主体である．前述の重症筋無力症と比較して，眼症状や嚥下・構音障害は軽度である．反復運動後に一時的に筋力回復がみられるのが特徴である．

c．検　査

電気生理検査は，反復誘発筋電図が有用である．低頻度反復電気刺激で，waning を認め，高頻度反復刺激で，waxing（waning と反対に振幅が次第に漸増すること）を認める．

d．予　後

担癌例の生命予後は不良である．

3　ボツリヌス中毒

a．概念・原因

土壌中に常在するグラム陽性偏性嫌気性桿菌のボツリヌス菌が産生する，ボツリヌス毒素による中毒症である．ボツリヌス中毒により，神経筋接合部障害が生じ，重症筋無力症に似た症状を呈する．原因となる食品には，ハム，ソーセージ，辛子レンコンなどがある．

b．症　状

原因となる食品を食べた12～24時間後に，吐き気や嘔吐が出現し，その後に，複視，眼瞼下垂から始まる神経症状が出現する．神経症状は，構音障害や嚥下障害などの球症状，四肢麻痺，呼吸筋麻痺などである．

Q 脊髄疾患

まず，脊髄の疾患に特徴的な感覚障害と運動障害について，説明する．脊髄の感覚障害には以下のようなパターンがある．次の②項では，主な脊髄疾患について説明する．

脊髄の病変では，解離性知覚障害（温痛覚が障害されるが深部知覚は保たれる，またはその逆），体幹のあるレベル以下の知覚障害などを示す．また運動障害も両下肢（対麻痺）に出現することが多く，脳の障害と異なる特徴である．

1 脊髄の感覚障害の分類

a. 横断性障害型

脊髄に両側にわたって広く障害がある時は，障害部以下の全感覚が両側性に障害される．障害部位を推定するには感覚障害が何番目のデルマトームに生じているかを正確に決める必要がある．障害部以下の両側の運動麻痺をきたす．

b. 前方障害型

前脊髄動脈の閉塞による脊髄梗塞でよくみられる．脊髄視床路が障害され，後索は障害されないので，障害部位以下の温痛覚は障害されるが，深部感覚・触覚は保たれる．障害部以下の両側の運動麻痺をきたす．

c. 後方障害型

後索は障害され，脊髄視床路は保たれるので，振動覚・位置覚・運動覚などの深部感覚が障害され，表在感覚は保たれる．錐体路は障害されないので，運動麻痺はきたさない．

d. 半側障害型

脊髄の外傷や梗塞で半側全体が障害を受けると，いわゆるブラウン・セカール(Brown-Séquard)症候群を示す．すなわち障害側では障害部以下の深部感覚低下，障害髄節レベルでの全感覚障害，障害の対側では温痛覚の障害をきたす．また障害側の障害部以下の運動麻痺をきたす．

e. 中心部障害型

脊髄空洞症で最も典型的にみられる．中心管の腹側の灰白交連は，脊髄視床路の線維が横断する．そのため，この部の障害は，髄節性に温痛覚の障害をきたし，触覚は保たれる．

分類については上記以外に第2章図2-12（p.18）も参照されたい．

2 主な脊髄疾患

表4-19に示すそれぞれについて，簡単に解説する．

a. 血管障害

脊髄の梗塞や出血は，脳に比べると非常にまれである．前脊髄動脈の閉塞による前方障害をはじめとして，動脈の閉塞部位によって，①項で述べた種々のパターンの感覚，運動障害を示す．

脳の梗塞や出血と同様に急に発症する．原因は脳と同様であるが，梗塞では大動脈の粥状硬化や解離性病変が原因となったり，出血や血管奇形，出血傾向が原因となることが脳に比べて多い．治

表4-19 主な脊髄疾患

a.	血管障害
	梗塞，出血
b.	外傷
c.	脊椎，椎間板などによる圧迫病変
	頸椎症 脊椎ヘルニア 後縦靱帯骨化症
d.	腫瘍
e.	感染症
	HTLV-1 関連脊髄症（HAM），HIV 脊髄症，梅毒，ウイルス性の急性脊髄炎
f.	代謝性
	ビタミン B_{12} 欠乏症，慢性アルコール中毒
g.	変性疾患
	筋萎縮性側索硬化症（ALS），脊髄小脳変性症
h.	脱髄性
	多発性硬化症
i.	その他
	脊髄空洞症

療も脳と同様であるが，脊髄の出血の場合，脊髄内の血腫を摘出できない．しかし，脊髄の周囲の血腫が圧迫している時は，摘出術の適応となる．

b. 外傷

外傷によって脊髄が直接障害されたり，血腫や骨，軟膏によって外部から圧迫されて，間接的に障害される．

c. 脊椎，椎間板などによる圧迫病変

加齢性変化による変形性のものが多く，脊髄や神経根が圧迫されて障害されるものである．

1. 頸椎症

加齢性変化で椎間板，頸椎の変形により，一側の頸髄の神経根が圧迫されて，しびれ感，筋力低下，筋萎縮をきたす．進行すると脊髄を圧迫して，下肢の痙性麻痺が出現する．

2. 脊椎ヘルニア

頸椎，腰椎に後発する．頸椎では若年男性にみられ，椎間板が後方に突出して，神経根，脊髄を圧迫する．

3. 後縦靱帯骨化症

原因不明の疾患で，頸椎に多い．脊椎の後面に接して上下に走行する靱帯が石灰化し，脊髄を圧迫する．頸部の痛み，上肢のしびれ，痛み，筋力低下，下肢の痙性麻痺をきたす．

d. 腫瘍

腫瘍には脊髄の中にできるものと，脊髄の外にできて圧迫するものなどがある．

e. 感染症（炎症性）

種々のウイルスによって脊髄の炎症を起こすもので，急性のものと慢性のものがある．急性のものは，コクサッキーウイルス，エンテロウイルス，帯状疱疹ウイルス，単純ヘルペスウイルス，サイトメガロウイルスなどによる．以前はポリオウイルスや狂犬病ウイルスによるものが有名であったが，現在のわが国ではみられない．

慢性のものの代表はHTLV-1ウイルスによって進行性に両下肢の麻痺，しびれをきたすHAMである．HTLV-1ウイルスは西日本（とくに沖縄，九州）に多く，母乳，輸血を介して感染する．感染後，長期間の潜伏期間の後に発症し，ゆっくりと進行する．下肢のしびれ，下肢の痙性麻痺，排尿障害をきたす．

HTLV-1感染では脊髄炎以外に成人T細胞白血病・リンパ腫（ATLL）という血液疾患の原因となるが，脊髄炎と血液疾患が同じ患者に出ることはまれである．

診断は，血液，髄液のHTLV-1抗体検査で行われ，治療には副腎皮質ホルモン，インターフェロン α が用いられる．

神経梅毒の中に，脊髄に炎症をきたす脊髄癆がある．脊髄後索，後根が障害され，下肢のしびれ，脊髄性の失調（歩行障害）をきたす．現在ではまれであるが，HIV感染に梅毒が合併する時は脊髄病変をきたしやすい．また，HIV感染でも脊髄の側索，後索が障害される脊髄炎をきたすことがある．

① ② ③ ④

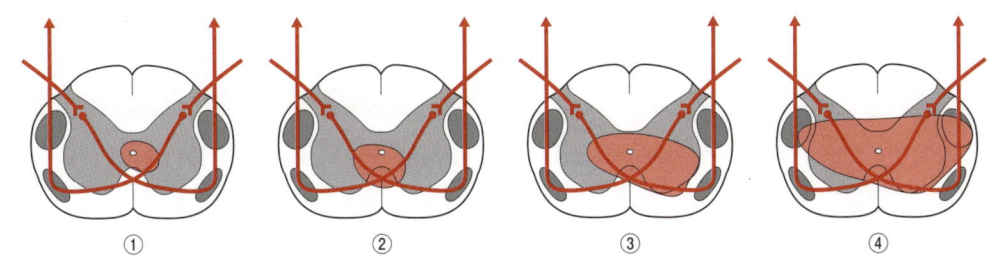

図4-24 脊髄空洞症の進展プロセス
①中心管から拡がる"穴"はこの時点ではまだ小さく，一側（ここでは左側から）の脊髄視床路を交差部で侵すのみだが，②もう少し"穴"が大きくなると両側脊髄視床路を交差部で侵すようになり，③次には片側の前角を，さらに④両側前角と皮質脊髄路を障害するようになる．
（神田 隆：医学生・研修医のための神経内科学，p.239，図9-4，中外医学社，2008）

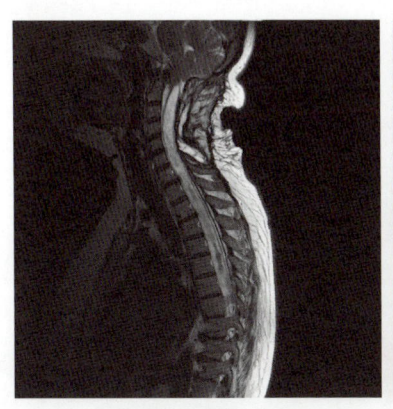

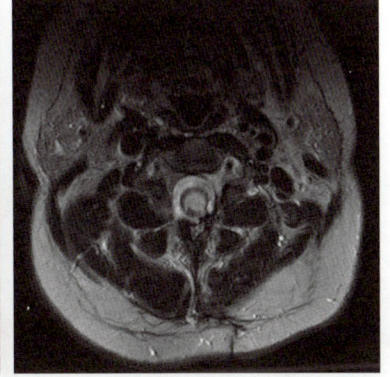

a. T2強調画像（矢状断）   b. T2強調画像（軸位断）
図4-25 脊髄空洞症例のMRI

f. 代謝性

胃全摘後や吸収障害でビタミンB_{12}が欠乏すると，悪性貧血をきたすが，貧血がなくても，脊髄後索（側索を含むこともある）が障害され，深部知覚障害（しびれ，脊髄性失調）と下肢筋力低下をきたすことがあり，亜急性連合性変性症と呼ばれる．血液検査で診断し，ビタミンB_{12}の筋肉注射で治療する．

慢性アルコール中毒でも同様の症状が出ることがある．

g. 変性疾患

ALSでは，脊髄の錐体路と脊髄前角の細胞が障害され，筋萎縮，筋力低下をきたす．脊髄性進行性筋萎縮症では錐体路障害はみられない．

脊髄小脳変性症では，脊髄の障害も伴うが，小脳と脳幹の異常が主である．

h. 脱髄性

多発性硬化症については「M 脱髄性疾患」の項参照．

i. その他

脊髄空洞症では，脊髄の中心管（灰白質）付近に空洞ができ，近くを通る両側の脊髄視床路が障害されるので，温痛覚のみが障害される（図4-24）．下部頸髄から上部胸髄に好発し，一側上肢から始まり，両側上肢，体幹部の温痛覚が障害される．

脊髄前角の運動神経細胞が傷害されると，手指の筋萎縮，筋力低下をきたし，進行すると，錐体路が障害され，両下肢の痙性麻痺が出ることがある．また，アーノルド・キアリ（Arnold-Chiari）奇形や頭蓋骨，頸椎の変形を伴う．

脊髄の MRI で脊髄内の空洞を診断できる（図 4-25）．

3 脊髄空洞症例の MRI

脊髄疾患の診断は，脊髄の MRI によることが多いが，炎症性疾患や変性疾患などでは MRI で異常のみられない場合も多い．その場合，血液，脊髄液，筋電図，脳の MRI 検査などで診断される．

My Memo

参考図書

1) 江藤文夫, 飯島 節編：神経内科学テキスト, 第3版, 南江堂, 東京, 2011
2) 大橋博司：失語症, 改訂第6版, 中外医学社, 東京, 1987
3) 平山惠造：神経症候学, 改訂第二版 II, 文光堂, 東京, 2010
4) 田崎義昭, 斎藤佳雄著, 坂井文彦改訂：ベッドサイドの神経の診かた, 改訂17版, 南山堂, 東京, 2010
5) 安藤一也, 杉村公也：リハビリテーションのための神経内科学, 第2版, 医歯薬出版, 東京, 2003
6) 柴崎 浩：神経診断学を学ぶ人のために, 医学書院, 東京, 2009
7) 赤居正美編著：リハビリテーションにおける評価法ハンドブック, 医歯薬出版, 東京, 2009
8) 岩谷 力, 飛松好子編：障害と活動の測定・評価ハンドブック―機能からQOLまで, 南江堂, 東京, 2005
9) 細田多穂監修：シンプル理学療法学シリーズ 中枢神経障害理学療法学テキスト, 南江堂, 東京, 2008
10) 阪神脳卒中研究会編：脳卒中―分かりやすい病態から治療まで, 最新医学社, 大阪, 2010
11) 平井俊策, 江藤文夫編：神経疾患のリハビリテーション, 第2版, 南山堂, 東京, 1997
12) 太田富雄総編集：脳神経外科学, 改訂11版, 金芳堂, 京都, 2012
13) 児玉南海雄監修：標準脳神経外科学, 第12版, 医学書院, 東京, 2011
14) 日本脳神経外科学会・日本病理学会編：臨床・病理 脳腫瘍取扱い規約―臨床と病理カラーアトラス, 第3版, 金原出版, 東京, 2010
15) 日本正常圧水頭症学会編：特発性正常圧水頭症診療ガイドライン, 第2版, メディカルレビュー社, 大阪, 2011
16) 坪川孝志：新脳神経外科学, 日本医事新報社, 東京, 1996
17) 日本神経学会監修,「認知症疾患治療ガイドライン」作成合同委員会：認知症疾患治療ガイドライン2010, 医学書院, 東京, 2010
18) 日本認知症学会：認知症テキスト, 中外医学社, 東京, 2008
19) 川平和美編：標準理学療法学・作業療法学専門基礎分野 神経内科学, 第3版, 医学書院, 東京, 2009
20) 神田 隆：医学生・研修医のための神経内科学, 中外医学社, 東京, 2008
21) 水野美邦編：神経内科ハンドブック―鑑別診断と治療, 第4版, 医学書院, 東京, 2010

索 引

和文

あ

アーガイル・ロバートソン徴候 72
亜急性硬化性全脳炎 70
アクアポリン4抗体 90
アジアドコキナーゼ 12
アシナジー 12
圧覚 18
圧迫性（絞扼性）ニューロパチー 95
アディー症候群 28
アテトーゼ 14, 82
アテローム硬化 46
アーノルド・キアリ奇形 106
アルツハイマー病 63
安静時振戦 73, 80

い

意識 3
意識障害 3
意識清明期 56
一次性脳損傷 55
一過性脳虚血発作 47, 48
遺伝性進行性ジストニア 83
イートン・ランバート症候群 102
インフルエンザ脳症 69

う

ウイリス輪 49
ウイルス性髄膜炎 69
ウィルソン病 14, 82
ウェアリング・オフ現象 75
ウェクスラー成人知能検査第3版 61
ウエスト症候群 67
ウェルニッケ・コルサコフ症候群 95
ウェルニッケ失語 6, 7
ウェルニッケ中枢 6
ウェルニッケ・リヒトハイムの概念図 6
ウートフ徴候 91
運動維持困難 9
運動失語 6
運動失調 11
運動神経伝導速度検査 38
運動単位電位 37
運動中枢 1
運動麻痺 10
運動療法 40

え

鋭波 35
円蓋部骨折 56
鉛管様現象 11
嚥下障害 20
延髄外側症候群 18

お

オリーブ橋小脳萎縮症 77, 85
オン・オフ現象 75
音楽療法（パーキンソン病） 76
温痛覚 18
オンマヤ貯留槽設置術 52

か

下位運動ニューロン障害 10, 42, 87
外傷性てんかん 57
外傷性脳内血腫 56
外側脊髄視床路 19
改訂長谷川式簡易知能評価スケール 43, 61
回転加速度衝撃 57
外転神経 23
解離性感覚障害 18
カウザルギー 26
蝸牛神経 23
拡散強調画像 33, 46
下垂体機能低下症 54
下垂体腺腫 54
仮性球麻痺 20
画像誘導下定位的生検術 52
家族性筋萎縮性側索硬化症 88
肩手症候群 25
片麻痺 11
滑車神経 23
仮面様顔貌 74
感覚失語 6
感覚障害 17
感覚中枢 1
眼球運動 23
眼筋 101
眼瞼痙攣 15
観念運動失行 8
観念失行 8
ガンマナイフ 53
顔面肩甲上腕型筋ジストロフィー 99
顔面神経 23

き

記憶障害 62
偽性球麻痺 20
企図振戦 12, 80
機能性腺腫 54
急性灰白脊髄炎 71
急性硬膜外血腫 49, 56
急性硬膜下血腫 56
急性散在性脳脊髄炎 92
球脊髄性筋萎縮症 89
球麻痺 20, 88
共同運動 11, 43
棘徐波複合 35
棘波 35
ギラン・バレー症候群 93
機能的自立度評価法 43
起立性低血圧 77
筋萎縮 97
筋萎縮性側索硬化症 87, 104
筋強直症候群 99

索引

き
筋強直性ジストロフィー　99
筋緊張（筋トーヌス）　12
筋原性筋萎縮　97
筋原性変化　37, 38
筋ジストロフィー　98
緊張型頭痛　25
筋電図検査　37

く
クモ膜下出血　48
グリア細胞内封入体　77
グリオーマ　52
クロイツフェルト・ヤコブ病　71

け
痙性斜頸　83
経蝶形骨洞下垂体腫瘍摘出術　54
経頭蓋ドプラ検査　33
頸動脈超音波検査　33
鶏歩　95
痙攣　66
血管性認知症　65
楔状束　12
ケルニッヒ徴候　68
幻視　63
見当識障害　62
原発性脳腫瘍　51
健忘失語　7

こ
構音障害　20
交感神経系　2, 28
後索・内側毛帯系　18
高次脳機能障害　6
構成失行　8
口舌ディスキネジア　15
交通性水頭症　58
項部硬直　68
語間代　63
小刻み歩行　74
国際生活機能分類　40
黒質　14
固縮　11, 14, 74
コース立方体組み合わせテスト　61
コルサコフ症候群　65

さ
三叉神経痛　25
3-3-9度方式　3
三相波　35

し
姿勢反射障害　74
視覚失認　7
視覚中枢　2
視覚誘発電位　36
識別性触覚　18
軸索　90
視交叉症候群　54
四肢麻痺　11
視床　2, 47
歯状核赤核淡蒼球ルイ体萎縮症　86
視床下部　2
視神経　22
視神経炎　91
ジストニア　14, 83
姿勢時振戦　80
肢節運動失行　8
肢帯型筋ジストロフィー　99
失外套症候群　5
失語　6
失行　8, 63
失書　7
失神　27
失読　7
失認　7, 63
シャイ・ドレーガー症候群
　　　　　　　　　　27, 77, 85
ジャーゴン　7
シャルコー・マリー・トゥース病
　　　　　　　　　　　　　94
周期性四肢麻痺　100
周期性同期性放電　36
重症筋無力症　101
周辺症状　63
粥状硬化　46
手根管症候群　95
樹状突起　90
手段的日常生活活動　43
シュワン細胞　53
純粋語唖　7
純粋語聾　7
上位運動ニューロン障害　10, 42, 87
衝動制御障害　74
小脳性失調　12
小脳扁桃ヘルニア　49
除脳硬直　5
除皮質硬直　5
自律神経系　2, 28
自律神経障害（症状）　74, 77

心エコー　33
神経筋接合部疾患　101
神経原性筋萎縮　97
神経原性変化　37, 38, 88
神経膠芽腫　53
神経膠腫　52
神経伝導速度検査　38, 94
神経梅毒　71
進行性核上性麻痺　77
進行性多巣性白質脳症　70
振戦　14, 80
身体失認　7
深部感覚　17, 18
心房細動　47

す
髄鞘　90
錐体外路系　13
錐体外路徴候　11
錐体側索路　10
錐体路　10
錐体路徴候　11
髄膜炎　68
髄膜刺激症状　68
髄膜腫　53
すくみ足　74
頭痛　25

せ, そ
正常圧水頭症　58
成人T細胞白血病　104
瀬川病　83
赤核　14
脊髄空洞症　104, 105
脊髄（後索）性失調　12
脊髄視床路系　18
脊髄疾患　103
脊髄小脳失調症　86
脊髄小脳変性症　85, 105
脊髄神経　1
脊髄性筋萎縮症　88
脊髄性進行性筋萎縮症　88
脊髄の感覚障害　103
舌下神経　24
全失語　7
線条体黒質変性症　77, 85
線条体動脈　47
前脊髄動脈　103
前庭神経　13, 24
前庭神経炎　27

先天性筋ジストロフィー　99
前頭側頭型認知症　65
せん妄　63
相貌失認　7

た

体性感覚　17
体性感覚誘発電位　36
体性神経系　2
滞続言語　63
大脳鎌ヘルニア　49
大脳基底核　1
大脳皮質基底核変性症　78
多系統萎縮症　77, 85
脱髄　90
脱髄性疾患　90
多発性筋炎　100
多発性硬化症　104, 105
単純ヘルペス脳炎　69
淡蒼球　14
断綴性言語　12
蛋白細胞解離　94
単麻痺　11

ち

知覚神経伝導速度検査　38, 39
チック　15, 84
遅発性ウイルス感染症　69
着衣失行　8
チャドック反射　91
中核症状　62
中心性ヘルニア　49
中枢神経感染症　68
中枢神経系　1
肘部管症候群　95
聴神経鞘腫　53
聴性誘発電位　36
超皮質性運動失語　6
超皮質性感覚失語　6, 7

つ，て

対麻痺　11
低カリウム血性周期性四肢麻痺　100
ディスメトリア　12
テモゾロミド　52
デュシェンヌ型筋ジストロフィー　98
デルマトーム　19
転移性脳腫瘍　51
てんかん　35, 66

テンシロンテスト　102
伝導失語　7
伝導ブロック　38, 39
テント切痕ヘルニア　49

と

頭蓋底骨折　56
動眼神経　23
橈骨神経麻痺　96
動作時振戦　80
トゥレット症候群　84
糖尿病性ニューロパチー　95
頭部外傷　55
特殊感覚　17
閉じ込め症候群　5
ドパミン　73
トリプレットリピート病　81

な

内耳神経　23
内臓感覚　17
内包　10

に，ね

二次性脳損傷　55
日本脳炎　69
ニューロン　90
認知症　60
捻転ジストニア　83

の

脳幹網様体　3
脳血管撮影　31
脳血管障害（脳卒中）　45
脳血管障害性パーキンソニズム　78
脳血栓症　46
脳梗塞　46
脳挫傷　57
脳室-腹腔短絡術　59
脳出血　47
脳腫瘍　51
脳神経（12 脳神経）　1, 22
脳性麻痺　82
脳脊髄液減少症　57
脳塞栓症　47
脳動静脈奇形　48
脳波　34
脳ヘルニア　49

は

パーキンソン症候群　77
パーキンソン病　14, 73
白質ジストロフィー　92
薄束　12
歯車様現象　11
ハーディの手術　54
羽ばたき振戦　80
バビンスキー反射　11, 91
針筋電図　37
バリスム　14, 84
反響言語　63
反射性交感神経性ジストロフィー　26
半側空間失認　8
ハンチントン病　81

ひ

被殻　14, 47
非機能性腺腫　54
腓骨神経麻痺　96
皮質下性運動失語　6, 7
皮質下性感覚失語　6, 7
皮質性小脳萎縮症　85
尾状核　14
皮膚筋炎　100
びまん性脳組織損傷　57
評価　40
表在感覚　17
病態失認　8
ヒョレア　14, 81
非律動性不随意運動　81

ふ

フィッシャー症候群　94
吹き抜け骨折　56
複合感覚　17
副交感神経系　2, 29
不随意運動　80
舞踏運動　14, 81
ブラウン・セカール症候群　18, 103
プリオン病　71
フリードライヒ失調症　85
ブローカ失語　6
ブローカ中枢　6
フローマン徴候　96

へ

平衡障害　27

閉塞性水頭症　58
ベッカー型筋ジストロフィー　98
ヘリカルCT　32
ベル麻痺　95
片頭痛　25

ほ

ホーエン・ヤールの重症度分類　75
歩行障害　15
ボツリヌス中毒　102
ボツリヌス毒素　83
ポリオ　71
ホルネル症候群　19, 28
本態性振戦　80

ま

マシャド・ジョセフ病　86
末梢神経系　1, 2
末梢神経障害　93
慢性炎症性脱髄性多発ニューロパチー　94
慢性硬膜下血腫　48, 57

み

ミエログラフィー　32
ミオクローヌス　15, 66, 81
ミオパチー　97
ミニメンタルステート検査　43, 61
三宅式記銘力検査　61

む, め, も

無動　74
メージュ症候群　83
メニエール症候群　27
めまい　27
もの忘れ　60
もやもや病　49

や, ゆ, よ

薬剤性パーキンソニズム　79
誘発電位　36
腰椎-腹腔短絡術　59

ら, り

ラセーグ徴候　68
律動性不随意運動　81

れ, ろ

レッシュ・ナイハン病　82
レトロウイルス感染症　70
レノックス・ガストー症候群　67
レビー小体型認知症　64, 78
レルミッテ徴候　91
連合運動　11
ロックトイン症候群　5
ロンベルグ徴候（テスト）　13

わ

鷲手変形　96
ワレンベルグ症候群　18

索引

欧文

α, β
α ブロッキング 35
α 波 35
β 波 35

A
ADA（adenosine deaminase） 69
Adie 症候群 28
ADL-20 評価表 43
AIDS（acquired immune deficiency syndrome） 71
AIDS 脳症 71
Alzheimer 病 63
Argyll-Robertson 徴候 72
Arnold-Chiari 奇形 106
Ashworth の評価法 43

B
Babinski 反射 11, 91
Barthel Index 43
Becker 型筋ジストロフィー 98
Bell 麻痺 95
Broca 失語 6
Broca 中枢 6
Brown-Séquard 症候群 18, 103
Brunnstrom の評価法 43

C
Chaddock 反射 91
Charcot-Marie-Tooth 病 94
CIDP 94
CJD（Creutzfeldt-Jakob disease） 71
CSF タップテスト 58
CT（computed tomography） 32
CT 脳槽造影 58

D, E
DSA（digital subtraction angiography） 31
Duchenne 型筋ジストロフィー 98
Eaton-Lambert 症候群 102

F
FIM（Functional Independence Measure） 43
Fisher 症候群 94
FLAIR 画像 33
Friedreich 失調症 85
Froment 徴候 96

G
GCS（Glasgow Coma Scale） 4
Gennarelli の分類 55
glioma 52
Guillain-Barré 症候群 93

H
HAM（HTLV-1 関連脊髄症） 70, 104
Hardy の手術 54
HDS-R 43, 61
HIV（human immunodeficiency virus） 104
Hoehn & Yahr の重症度分類 75
Horner 症候群 19, 28
HTLV-1（human T lymphotropic virus type 1） 70, 104
Huntington 病 81

I, J
IADL（instrumental activities of daily living） 43
ICF（International Classification of Functioning, Disability and Health） 40
JCS（Japan Coma Scale） 3

K
Kernig 徴候 68
Kohs 立方体組み合わせテスト 61
Korsakoff 症候群 65

L
Lasègue 徴候 68
Lennox-Gastaux 症候群 67
Lesch-Nyhan 病 82
Lhermitte 徴候 91
L-P シャント 59

M
Machado-Joseph 病 86
MCV（muscle nerve conduction velocity） 38
Meige 症候群 83
MIBG 心筋シンチグラフィー 74
MMSE（Mini-Mental State Examination） 43, 61
MRA（MR angiography） 32
MRI（magnetic resonance imaging） 32, 46
MUP（muscle unit potential） 37

O
Ommaya 貯留槽設置術 52
Ossermann の分類 101

P
Parkinson 症候群 77
Parkinson 病 14, 73
PET（positron emission tomography） 33

R
REM（rapid eye movement）睡眠 35
Romberg 徴候（テスト） 13

S
Schwann 細胞 53
SCV（sensory nerve conduction velocity） 38
Shy-Drager 症候群 27, 77, 85
SPECT（single photon emission computed tomography） 33

T, U, V
T2 強調画像 46
Uhthoff 徴候 91
V-P シャント 59

W
WAIS-Ⅲ（Wechsler Adult Intelligence Scale-Third Edition） 61
Wallenberg 症候群 18
Wernicke 失語 6, 7
Wernicke 中枢 6
Wernicke-Korsakoff 症候群 95
Wernicke-Lichtheim の概念図 6
West 症候群 67
Willis 輪 49
Wilson 病 14, 82

©2013　　　　　　　　　　　　第1版発行　2013年7月31日

ファーストスタディノート
神経内科学

定価はカバーに表示してあります

| 検 印 |
| 省 略 |

編　集　　阪神脳卒中研究会
発行者　　　　　　林　峰子
発行所　　　株式会社 新興医学出版社
〒113-0033　東京都文京区本郷6丁目26番8号
電話　03(3816)2853　　FAX 03(3816)2895

印刷　大日本法令印刷株式会社　ISBN978-4-88002-738-8　郵便振替　00120-8-191625

- 本書の複製権・翻訳権・上映権・譲渡権・公衆送信権（送信可能化権を含む）は株式会社新興医学出版社が保有します．
- 本書を無断で複製する行為（コピー，スキャン，デジタルデータ化など）は，著作権法上での限られた例外（「私的使用のための複製」など）を除き禁じられています．研究活動，診療を含み業務上使用する目的で上記の行為を行うことは大学，病院，企業などにおける内部的な利用であっても，私的使用には該当せず，違法です．また，私的使用のためであっても，代行業者等の第三者に依頼して上記の行為を行うことは違法となります．
- JCOPY 〈(社)出版者著作権管理機構 委託出版物〉
本書の無断複写は著作権法上での例外を除き禁じられています．複写される場合は，そのつど事前に，(社)出版者著作権管理機構（電話03-3513-6969，FAX03-3513-6979，e-mail：info@jcopy.or.jp）の許諾を得てください．

新刊書・好評書

神経内科ケース・スタディー
―病変部位決定の仕方―

著＝黒田　康夫（佐賀大学内科教授）

●A5判　124頁　図表85　定価3,150円（本体3,000円＋税5％）

●研修医必読！　●学生の試験対策にも最適！　●頭の体操としてベテランの先生方に！
●さらに、PT、OT、STの方々にもお勧め！　読み終われば知識が整理され、一段進んだ診療が可能に!!

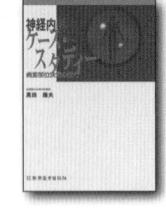

Q&Aとイラストで学ぶ 神経内科　これだけは知っておきたい神経症候の発症機序

大好評

著＝黒田　康夫（佐賀大学内科教授）

●A5判　124頁　図表48　定価3,150円（本体3,000円＋税5％）

主要目次　視力・視野障害・瞳孔異常／眼球運動障害／顔面神経麻痺／顔面の感覚異常／聴力障害、めまい／発語障害（失語、構音障害）／意識障害／高次脳機能障害（痴呆、失行、失認）／頭痛／運動障害／感覚障害／脊髄・末梢神経・筋肉障害／大脳基底核障害／小脳障害／脳循環障害

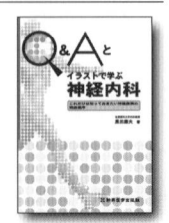

小児リハビリテーションのための 神経と発達の診かた

著＝前川　喜平（東京慈恵会医科大学名誉教授）

●B5判　100頁　定価3,465円（本体3,300円＋税5％）

小児と関係しているパラメディカルの方々は子どもの発達知識が必要である。その発達チェックと神経学的診察の基本をわかりやすく記述。

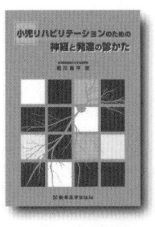

理学療法士・作業療法士のための 小児の反射と発達の診かた

著＝鶴見　隆正、清水　順市、前川　喜平（神奈川県立保健福祉大学）・他

●B5判　165頁　定価3,360円（本体3,200円＋税5％）

PT、OTが特に重要であるもののみに内容を絞り、脳性麻痺の診かたと微細神経学的徴候については必要最低限にまとめられた。実際の症例がそれぞれ専門家により提示されている。

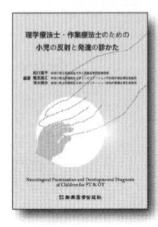

研修医のための神経内科診療

編著＝阿部　康二（岡山大学脳神経内科学教授）

●B5判　290頁　定価5,775円（本体5,500円＋税5％）　[ISBN978-4-88002-700-5]

日々臨床現場で神経疾患患者を診療している初期研修医・後期研修医の皆さんが、実際に本書を片手にすぐ診断や検査、処置に興味をもって臨めるようにという配慮のもとで、全国的にご活躍中の先生方にわかりやすく解説をしていただきました。

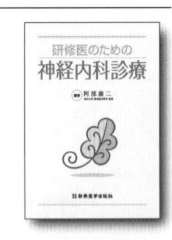

神経内科　検査・処置マニュアル

編著＝阿部　康二（岡山大学脳神経内科教授）

●四六倍判　250頁　図104　表78　定価7,350円（本体7,000円＋税5％）

本マニュアルは神経内科の日常臨床上必要な検査や処置について、具体的に記述し、実際に本書を片手に初心者がすぐ検査や処置に臨めるように配慮し、検査結果の簡単な実例とその評価についても記載した。神経内科医やその他の診療科の方々必携。

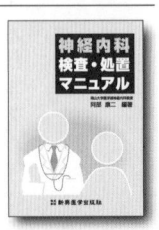

株式会社 新興医学出版社　〒113-0033　東京都文京区本郷6-26-8
TEL. 03-3816-2853　FAX. 03-3816-2895
http://www.shinkoh-igaku.jp
e-mail: info@shinkoh-igaku.jp